学校心臓検診実践マニュアル Q&A

突然死の可能性のある疾患の早期発見のために

【編集】日本小児循環器学会

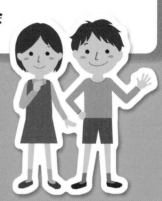

診断と治療社

序文

『学校心臓検診実践マニュアル Q & A』は日本循環器学会，日本小児循環器学会合同の『2016 年版学校心臓検診のガイドライン』が公開されたことを機会に，具体的なマニュアルとして制作された書籍です．本書は学校心臓検診を行う上で問題となる点を Q & A 方式で記載することとしました．ガイドラインとの大きな違いは，種々の異常を認める心電図，検査所見を具体的に挙げて解説している点です．

Chapter 1，2 は主に学校心臓検診のシステムについての Q & A となります．学校心臓検診がどのようになっているのかを理解することは，心臓検診を開始するにあたって重要です．現在，地域によって多くの方法で心臓検診が行われていますが，わが国で行われている基本的なシステムを理解し，できるだけ統一されたシステムが構築されることが望ましいです．

Chapter 3 は学校心臓検診を行った後に，どのように指導を行っていくかを記載しました．学校行事での具体的な管理方法，指導のポイントなども挙げてあり，学校関係の養護教諭，担任教諭にも参考にしていただける内容です．

Chapter 4 は児童・生徒によくみられる心臓病に関する章です．不整脈，心筋症，先天性心疾患，冠動脈異常，川崎病，肺高血圧での抽出基準，必要な検査方法，管理指導方法などを挙げています．スポーツ選手での心電図変化についても記載しました．

Chapter 5 は学校心臓検診を行う際にみられる種々の心電図変化，聴診所見，心エコー所見などをどのように取り扱えばよいのかを具体的に示してあります．

学校心臓検診の 1 次検診はあくまでスクリーニングであり，成人の心電図異常との判定の違いも理解していただきたいと考えています．また，すでに判明している心疾患，学校心臓検診で新たに発見された心疾患を適切に管理，指導し，心疾患を持つ児童・生徒の QOL を上げ，突然死を少しでも減少させることが本書の目的といえます．学校心臓検診に関わる循環器医，小児科医，循環器を専門にしていない医師，養護教諭，担任教諭に参考になれば幸いです．

2018 年 5 月

埼玉医科大学国際医療センター小児心臓科 教授

「2016 年版学校心臓検診のガイドライン」班長

住友　直方

CONTENTS

序文 ・・ 住友直方 ・・・ iii

執筆者一覧 ・・・ viii

学校心臓検診のフローチャート ・・ ix

Chapter 1 学校心臓検診の実施前に知っておきたいこと

Q1 学校心臓検診を実施する目的を教えてください ・・・・・・・・・・・・・・・・・・・ 2

Q2 学校心臓検診の実施前に，担任教諭や養護教諭に確認しておくべき事項を教えてください ・・ 4

Q3 学校心臓検診が児童・生徒の心臓突然死予防に果たす役割を教えてください ・・・・・・・ 6

Chapter 2 学校心臓検診の実施にあたって知っておきたいこと

Q4 現在日本で実施されている学校心臓検診のシステムはどのようになっていますか？ ・・・ 10

Q5 1次検診の流れと検査項目を教えてください ・・・・・・・・・・・・・・・・・・・・・・・・ 12

Q6 経過観察中の児童・生徒などに対する学校心臓検診の実施について教えてください ・・・ 14

Q7 学校心臓検診における心電図検査の役割および検査実施の際の留意点について教えてください ・・ 16

Q8 1次検診における心電図検査についての2次以降の検診対象者抽出までの流れを教えてください ・・ 18

Q9 学校心臓検診において心電図自動解析装置（心電計自動解析装置）を利用する際の留意点を教えてください ・・・ 20

Q10 1次検診の検査結果から2次以降の検診の対象者を抽出するポイントを教えてください ・・・ 22

Q11 1次検診の検査結果から緊急性が認められる所見がみつかった際の対応を教えてください ・・ 25

Q12 2次以降の検診の流れと検査項目を教えてください ・・・・・・・・・・・・・・・・・ 27

Q13 2次以降の検診の検査結果から要精密検査（専門医療機関受診）と判定するポイントを教えてください ・・ 29

Q14 要精密検査と判定された児童・生徒およびその保護者への指導のポイントを教えてください ・・ 31

Q15 「学校生活管理指導表」を作成する際の注意点を教えてください ・・・・・・・・・・・ 33

Q16 小学校での心臓検診実施の際の留意点を教えてください ・・・・・・・・・・・・・ 37

Q17 中学校・高等学校での心臓検診実施の際の留意点を教えてください ・・・・・・・ 38

Q18 1次検診および2次以降の検診の判定の際に見逃しやすい所見や疾患はありますか？ ・・ 41

Chapter 3　学校心臓検診の実施後に知っておきたいこと

Q19 心疾患を持つ児童・生徒やその保護者に対する日常生活における指導のポイントを教えてください ・・・ 46

Q20 児童・生徒の健康管理のために学校長，養護教諭，担任教諭などと緊密な連携を図るためのポイントを教えてください ・・・ 48

Q21 児童・生徒の健康管理のために専門医や関係機関とのスムーズな連携を図るためのポイントを教えてください ・・・ 49

Q22 心疾患を持つ児童・生徒の感染性心内膜炎予防のために必要な保護者への指導のポイントを教えてください ・・・ 50

Q23 学校行事（部活動・運動会その他イベント）の際の心疾患児や保護者，学校への健康管理指導について教えてください ・・・ 53

Q24 学校における心肺蘇生やAEDの使用についての指導のポイントを教えてください ・・・ 58

Q25 児童・生徒の突然死予防のために学校関係者に周知したいポイントを教えてください ・・・ 61

Q26 学校心臓検診後の資料の作成とその目的，保管・管理方法について注意すべきことを教えてください ・・ 63

Chapter 4　児童・生徒によくみられる心臓病

A 不整脈

Q27 児童・生徒に認められる不整脈にはどのようなものがありますか？　また，その特性・注意点などがあれば教えてください ・・ 66

Q28 QT延長症候群による突然死の危険性について教えてください ・・・・・・・・・・・・・・・・・・・・ 71

Q29 WPW症候群による突然死の危険性について教えてください ・・・・・・・・・・・・・・・・・・・・・・ 73

Q30 新しい遺伝性不整脈の種類と管理指導について教えてください ・・・・・・・・・・・・・・・・・・・ 75

B 心筋症・心筋炎

Q31 小児期の心筋症はどのようなものがありますか？　また，その管理指導はどのように行えばよいですか？ ・・ 79

Q32 小児期の心筋炎はどのようなものがありますか？　また，その管理指導はどのように行えばよいですか？ ・・ 82

C 先天性心疾患

Q33 左右短絡には主にどのようなものがありますか？　また，1次検診での先天性心疾患の抽出基準や2次以降の検診で必要な検査項目などを教えてください ・・・・・・・・・・・ 85

Q34 右左短絡には主にどのようなものがありますか？　また，1次検診での先天性心疾患の抽出基準や2次以降の検診で必要な検査項目などを教えてください ・・・・・・・・・ 88

Q35 弁疾患には主にどのようなものがありますか？　また，1次検診での先天性心疾患の抽出基準や2次以降の検診で必要な検査項目などを教えてください ・・・・・・・・・ 90

Q36 手術をした先天性心疾患の児童・生徒に対する管理指導について教えてください ・・・・ 92

D 冠動脈異常

Q37 冠動脈異常を学校心臓検診で抽出することは可能ですか？　1次検診での抽出基準や2次以降の検診で必要な検査項目と管理指導などについて教えてください ・・・・・・・ 95

E 川崎病

Q38 川崎病の1次検診での抽出基準や2次以降の検診で必要な検査項目と管理指導などについて教えてください ・・・・・・・・・・・・・・・・・・・・・・・・・・・・・・・・・・・・・・ 96

F 高血圧

Q39 特発性/遺伝性肺動脈性肺高血圧（I/HPAH）の1次検診での抽出基準や2次以降の検診で必要な検査項目と管理指導などについて教えてください ・・・・・・・・・・・・・・・・ 100

Q40 小児の高血圧と心疾患との関連について教えてください ・・・・・・・・・・・・・ 103

G スポーツ選手

Q41 スポーツ選手の心電図に，通常みられないような心電図変化がみられる場合，どのような診断が考えられますか？ ・・・・・・・・・・・・・・・・・・・・・・・・・・・・・・ 105

Chapter 5 検査に関する基礎知識

A 心電図検査

Q42 典型的な波形と読み方を教えてください ・・・・・・・・・・・・・・・・・・・・・・ 110

Q43 心室肥大の判定基準を教えてください ・・・・・・・・・・・・・・・・・・・・・・・ 113

Q44 Q波が異常な場合はどのような波形になりますか？　また，その際に疑う疾患や2次以降の検診について教えてください ・・・・・・・・・・・・・・・・・・・・・・・・・ 116

Q45 QRS電気軸の偏位は何を意味していますか？　また，QRS電気軸の所見のみで2次以降の検診が必要と判断してもよいですか？ ・・・・・・・・・・・・・・・・・・・・・ 119

Q46 R・S波が異常な場合はどのような波形になりますか？　また，その際に疑う疾患や2次以降の検診について教えてください ・・・・・・・・・・・・・・・・・・・・・・・・ 123

Q47 ST接合部が異常な場合はどのような波形になりますか？　また，その際に疑う疾患や2次以降の検診について教えてください ・・・・・・・・・・・・・・・・・・・・・・ 125

Q48 T波が異常な場合はどのような波形になりますか？　また，その際に疑う疾患や2次以降の検診について教えてください ・・・・・・・・・・・・・・・・・・・・・・・・・ 127

Q49 房室伝導異常の場合はどのような波形になりますか？　また，その際に疑う疾患を教えてください ・・・・・・・・・・・・・・・・・・・・・・・・・・・・・・・・・・・・ 128

B その他の検査

Q50　聴診時に留意すべきポイントを教えてください ・・・・・・・・・・・・・・・・・・・・・・・・・・・・・ 130

Q51　X 線検査結果から診断できることや，診断する際の注意点を教えてください ・・・・・・・ 133

Q52　運動負荷心電図の種類と使い分けを教えてください ・・・・・・・・・・・・・・・・・・・・・・・・ 136

Q53　心エコー検査結果から診断できることや診断する際の注意点を教えてください ・・・・・ 139

Q54　2 次以降の検診で心臓カテーテル検査が必要と考えられるのはどのような場合です
　　　か？　また，実施の際の注意点を教えてください ・・・・・・・・・・・・・・・・・・・・・・・・・・・ 142

Material　資料

心臓の構造と刺激伝導系 ・・ 146

Fridericia 補正式 ・・ 151

心肺蘇生手順 ・・・ 153

各種ガイドライン，関連学会・団体リスト ・・・・・・・・・・・・・・・・・・・・・・・・・・・・・・・・・・・・ 156

心疾患治療における主な薬剤一覧 ・・ 158

索引 ・・ 160

執筆者一覧

● 編集

日本小児循環器学会（理事長　坂本喜三郎）

● 編集主幹

住友直方　　　埼玉医科大学国際医療センター小児心臓科

● 執筆者（五十音順）

朝海廣子	東京大学医学部小児科
阿部勝巳	東京都予防医学協会学校保健部
鮎沢　衛	日本大学医学部小児科学系小児科学分野
泉田直己	曙町クリニック
市田蕗子	富山大学大学院医学薬学研究部（医学）
岩本眞理	済生会横浜市東部病院こどもセンター
牛ノ濱大也	大濠こどもクリニック
大内秀雄	国立循環器病研究センター小児循環器科
太田邦雄	金沢大学医薬保健研究域小児科
岡村雪子	中部大学生命健康科学部スポーツ保健医療学科
加藤太一	名古屋大学大学院医学系研究科成長発達医学
加藤愛章	筑波大学医学医療系小児科
坂口平馬	国立循環器病研究センター小児循環器科
澤田博文	三重大学大学院医学系研究科麻酔集中治療学
白石　公	国立循環器病研究センター教育推進部・小児循環器科
杉山　央	東京女子医科大学循環器小児科
瀧聞浄宏	長野県立こども病院循環器小児科
土井庄三郎	東京医科歯科大学大学院小児・周産期地域医療学
豊原啓子	東京女子医科大学循環器小児科
野村裕一	鹿児島市立病院小児科
馬場礼三	中部大学生命健康科学部スポーツ保健医療学科
鉾碕竜範	横浜市立大学附属病院小児科
星野健司	埼玉県立小児医療センター循環器科
堀米仁志	筑波大学医学医療系小児科
松裏裕行	東邦大学医療センター大森病院小児科
三谷義英	三重大学大学院医学系研究科小児科学
宮﨑　文	天理よろづ相談所病院小児循環器科・先天性心疾患センター
武者春樹	聖マリアンナ医科大学名誉教授
村上智明	千葉県こども病院循環器科
桃井伸緒	福島県立医科大学医学部小児科
吉田葉子	大阪市立総合医療センター小児不整脈科
吉永正夫	国立病院機構鹿児島医療センター小児科
芳本　潤	静岡県立こども病院循環器科

学校心臓検診のフローチャート

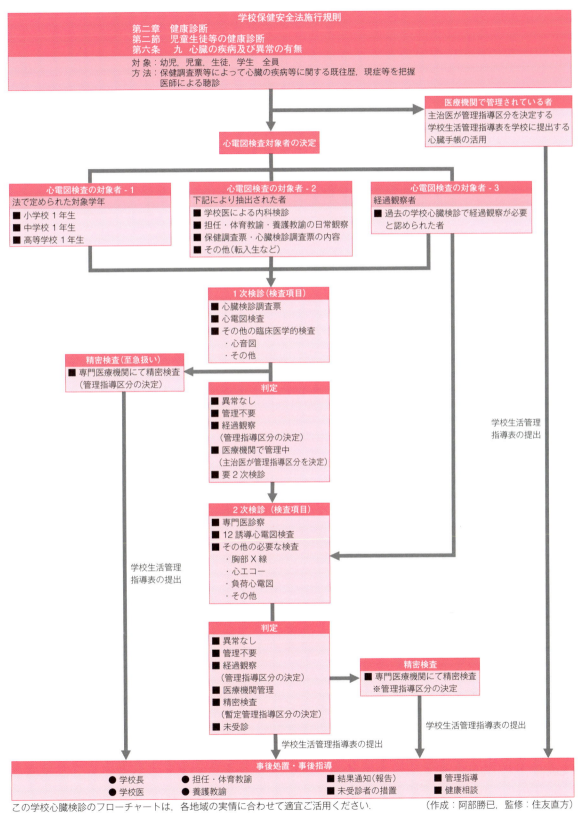

Chapter 1

学校心臓検診の実施前に
知っておきたいこと

Q1 学校心臓検診を実施する目的を教えてください

⊕ Point

- 学校心臓検診は心疾患の発見，早期診断，心疾患の適切な治療の指示，QOL の改善，突然死の予防が主な目的である．
- 1 次検診は疾患を漏れなく発見し，適切な管理が行われているのかを確認するのが目的である．
- 2 次検診は疾患を正しく診断し，重症度に応じて管理区分を決め，経過観察を指導し，突然死を予防するのが目的である．

Key Words 学校心臓検診の目的

⊕ 歴史

　学校心臓検診は，1954 年に大阪の藤井寺地区の 4 校で心臓病の疫学的調査研究と学校心臓検診を行ったのが始まりといわれています．1958 年に学校保健法，学校保健法施行令，学校保健法施行規則が制定され，就学時に健康診断を行うことが定められました．1973 年の学校保健法施行規則の改正により，定期健康診断として学校心臓検診の実施が義務付けられました．翌々年の 1975 年には心臓病管理指導表（2002 年に学校生活管理指導表に改訂），1977 年には学童集団検診用心電図判定基準が制定されています．その後，1994 年 12 月に学校保健法施行規則が一部改正され，1995 年から小学校 1 年生，中学校 1 年生，高等学校の 1 年生全員に心電図検査が義務付けられ現在の制度となりました．

⊕ 学校心臓検診の目的

　学校心臓検診の目的は，①心疾患の発見や早期診断をすること，②心疾患を持つ児童・生徒に適切な治療を受けさせるように指示すること，③心疾患児に日常生活の適切な指導を行い QOL を高め，生涯を通じてできるだけ健康な生活を送ることができるように援助すること，④心臓突然死を予防すること，などです．さらに心臓検診を通して児童・生徒に心疾患などに関する健康教育を行うことも重要な目的です．

⊕ 1 次検診・2 次以降の検診の目的

　1 次検診の目的は，以下の通りです．
①疾患を可能な限り漏れなく発見する．
②心疾患のあることがすでにわかっている児童・生徒には，心臓検診調査票や学校生活管理指導表などを通じて適正に管理されているか確認する．
　地域により 2 次検診，あるいは 3 次検診とよんでいる地域もあり，ここでは 2 次以降の検診とよびます．2 次以降の検診の目的は以下の通りです．

①心疾患を正しく診断する.

②重症度を決定し, 適切な指導区分を決める. 管理指導区分を正しく実行させる.

③経過観察が必要な場合には, 必要に応じて経過観察を行うよう指導する.

④突然死, またはその可能性のある疾患を早期に発見し, その予防対策を講じる.

　2次以降の検診は, 検診当日の12誘導心電図と専門医の診察に加え, 2次検診に抽出された理由・所見に応じて必要な検査が追加されます.

　また, 判定結果において治療を必要とする, あるいは2次以降の検診のなかでは正確な診断や管理指導区分が決定できないと判断された場合には, 要精密検査と判定し専門医療機関を紹介して, 受診を勧めます.

（住友　直方）

Q2 学校心臓検診の実施前に，担任教諭や養護教諭に確認しておくべき事項を教えてください

Point

- 担任教諭，養護教諭は児童・生徒の健康障害の内容，その程度，学校生活上の管理基準，日常健康状態の変化の注意点，急変時の応急対応法を共有することが必要である．
- 学校医は胸郭変形（漏斗胸，膨隆，扁平，側弯などの有無），手術創の有無，気になる心雑音・心音，児童・生徒の全体としての問題点などを把握する．
- 緊急事態（失神，けいれん，チアノーゼ，心肺停止）などを認めた場合は，ただちに一次救命処置（BLS），自動体外式除細動器（AED）を使用することが必要である．

Key Words
心臓検診調査票，一次救命処置，自動体外式除細動器

事前指導，児童・生徒の健康障害の確認

担任教諭，養護教諭，体育教師，学校長は健康に問題を持つ児童・生徒の健康障害の内容，その程度，学校生活上の管理基準，日常健康状態の変化の注意点，急変時の応急対応法などの情報を共有しておくことが必要です．健康状態に関する正確な情報と必要な知識を持った教師らの日常的健康観察は，児童・生徒の健康維持・発展にとって極めて有用かつ重要なことです．

健康観察には以下のような項目が挙げられます．

①顔貌・表情，②皮膚の色調，③姿勢の保持の可否，④動作・行動・反応性，⑤話し方・言葉つき，⑥総合的印象．

こうした観察項目の短期的・長期的変化の把握が重要です．

心疾患を持つ児童・生徒には，次のような観察も必要です．

①活動時の動悸・息切れ，②胸痛や息苦しさ，③めまいやいわゆる貧血症状，④口唇，爪床，四肢末端のチアノーゼ，⑤活気，表情，⑥食欲などです．

観察項目の短期的・急激な変化があればただちに学校医または主治医と連絡をとり，医学的対応の遅れがないようにしなければなりません．また，いずれの項目の変化も家庭と学校医に報告することを忘れないようにしてください．

こうした情報のなかから児童・生徒に心臓検診が必要か否か，必要だとすればその内容は何かを学校現場からの希望として調査票に記入することが重要です．

学校医の所見

心臓検診調査票の一部として学校医所見を記入することが求められている地域では，胸郭変形（漏斗胸，膨隆，扁平，側弯などの有無），手術創の有無，気になる心雑音・心音，児童・生徒の全体としての問題点などを記入するようになっています．

毎年1回は実施される学校医診察は，学校心臓検診実施初期から現在に至るまで検診の必須項目

に指定されています．学校での児童・生徒の健康・安全の保持・管理には学校医の協力と積極的関与が不可欠だからです．特に，僧帽弁閉鎖不全などのリウマチ性心疾患，心室中隔欠損，動脈管開存，肺動脈狭窄，Fallot四徴などの先天性心疾患の発見・診断には，聴診や視診が極めて有用です．近年，ほとんどの心疾患が入学前に発見されるようになってきましたが，無害性心雑音との鑑別として学校医の診察は重要なものとして位置付けられています．

✚ 協力体制の確認

担任教諭，養護教諭，体育教師，学校長，学校医は協力して児童・生徒の健康管理を行い，異常・変化を発見した場合の協力体制を確認しておくことが必要です．

✚ 緊急時の対応方法

失神，けいれん，チアノーゼ，心肺停止などを認めた場合は，ただちに一次救命処置（basic life support：BLS）を行うことが必要です．このためには日常から，心肺蘇生法の訓練を受けておく必要があります．現在ほとんどの学校には自動体外式除細動器（automated external defibrillator：AED）が設置してあります．この操作法も講習を受けておくことが必要です．また，速やかに救急隊に連絡し，専門の医療機関に搬送できるようシステムを確認する必要があります．

学校心臓検診で
①「速やかに精密検診を考慮する所見」を認める場合，②E禁以上の指導区分が必要と判定される場合，③治療を必要とする場合，④管理指導区分決定に2次検診までに実施された検査以外の検査が必要な場合，⑤検診により判定に不十分な結果しか得られなかった場合，⑥医療機関で1年に2回以上の定期的な経過観察と管理が必要な場合
と判断された場合は，適切に管理されているかを確認しておく必要があります．

（住友　直方）

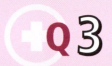

学校心臓検診が児童・生徒の心臓突然死予防に果たす役割を教えてください

Point

- 突然死を起こす可能性がある心疾患は限られており，学校心臓検診で発見可能なものと不可能なものがある．
- 学校心臓検診で発見可能なものとしては，心筋症，QT延長症候群，WPW症候群が代表的であり，これらの早期発見と慎重な管理は突然死予防に寄与する．
- 現在の心臓検診では発見不可能な疾患として，先天性冠動脈起始異常，急性心筋炎，大動脈解離，カテコラミン誘発多形性心室頻拍（CPVT），心臓震盪などがあり，AEDを含む救命措置で蘇生される事例もある．これらの早期発見と発症予防が今後の課題である．

Key Words 突然死，心筋症，QT延長症候群，救命措置

　学校心臓検診が突然死の予防にどのように有益であるかを示すためには，どのような心疾患が原因で，児童・生徒の心臓突然死が起こっているのかを明らかにすることと，それらの疾患は学校心臓検診で発見されているか，またその管理ができるかという点について示すことが必要と考えられます．

突然死を起こす疾患

　日本スポーツ振興センターが管轄する学校管理下事故災害共済制度への報告を基に調査した結果から，2006年から4年間の原因疾患の内訳を図1に示しました[1]．この図1に示されるように，突然死の発症前に可能性があるとわかっている疾患としては，先天性心疾患，心筋症（多くは肥大型），Wolff-Parkinson-White（WPW）症候群，QT延長症候群，および大動脈解離の基礎疾患となるMarfan症候群やEhlers-Danlos症候群，その他，川崎病の冠動脈後遺症，心室期外収縮，不整脈源性右室異形成（または不整脈源性右室心筋症；arrhythmogenic right ventricular dysplasia or cardiomyopathy：ARVD or ARVC），肺動脈性肺高血圧なども突然死の原因として知られており，実際に事例が報告されています．これらの一部は，学校心臓検診で発見されることがわかっています．また，先天性心疾患や川崎病後遺症は数の多いものですが，学校心臓検診によって主治医を確認し，重症度に応じて適切な運動強度を指示するために，学校生活管理指導表の提出を促す役割も重要です．

　特にWPW症候群や，QT延長症候群，肥大型心筋症は日常診療よりも検診で発見されることが多く，注意が必要な疾患です．心室期外収縮はさらに多く発見され，ほとんどが突然死にはつながらないと考えられていますが，全国の報告が集計されると，稀に心室頻拍に進行し致死的になる例もあります（図1）．

検診でよく発見される疾患

　これらの突然死を起こす可能性のある疾患がどのくらい検診で発見されているのかということも

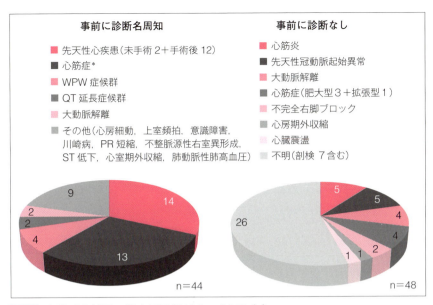

図1 心臓系突然死の推定原因（2006〜2009年）

＊：肥大型9＋拡張型1＋拘束型2＋緻密化障害1．

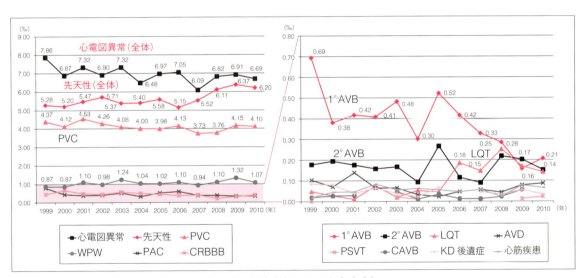

図2 学校心臓検診で発見される疾患（所見）の頻度（対1,000人有病率）

PVC：心室期外収縮，PAC：上室期外収縮，CRBBB：完全右脚ブロック，WPW：Wolff-Parkinson-White症候群，1°AVB：1度房室ブロック，2°AVB：2度房室ブロック，LQT：QT延長症候群，AVD：大動脈疾患，PSVT：発作性上室頻拍，CAVB：完全房室ブロック，KD後遺症：川崎病後遺症．

（浅井利夫：東京都予防医学協会年報（1999〜2010年）より集計）

知っておくことが必要です．図2に，東京都予防医学協会の資料からみた学校心臓検診で発見される疾患の年代別推移を示します．心電図異常は全体で毎年全体の0.6〜0.8％くらい，先天性心疾患は全体で0.5〜0.6％くらい発見されます．

先天性心疾患で最も多く発見されるのは心房中隔欠損ですが，この疾患は突然死に至ることはありません．心電図異常のうちで，心室期外収縮（グラフ中，PVCと表記）は最も多く，約0.4％に発見されています．また，前述の致死的になる可能性があり注意を要するWPW症候群，QT延長症候群は，最近はそれぞれ0.1％前後と0.01〜0.02％の頻度で発見されています．

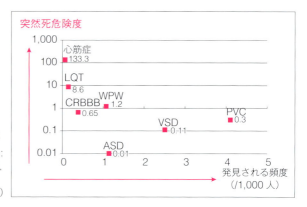

図3 検診で確認される代表的疾患と突然死の危険性
LQT：QT延長症候群，CRBBB：完全右脚ブロック，WPW：WPW症候群，ASD：心房中隔欠損，VSD：心室中隔欠損，PVC：心室期外収縮．
（予防医学協会年報，日本スポーツ振興センター統計より作成）

　心筋症は0.01%以下の頻度ではありますが，突然死事例は多く，より突然死の危険性は高いといえるでしょう．
　これらのデータから，発見頻度と突然死の危険性（突然死例数/頻度）の関係をグラフ化して，図3に示しました．頻度は少ないですが，突然死危険度の高い心筋症，次いでQT延長症候群を発見することの意義は学校心臓検診において，重要視すべきでしょう．
　WPW症候群のなかで，上室頻拍発作や心房細動による偽性心室頻拍（pseudo-ventricular tachycardia：pseudo-VT）を起こす例では，近年カテーテルアブレーションにより治療可能になったため，最近は突然死例が著明に減少しており，学校心臓検診による発見の効果といえるでしょう．

✚ 学校心臓検診で発見困難な突然死の原因疾患

　一方，図1の突然死発症前には可能性が考えられていなかったグループのなかから，病院搬送後や剖検などにより判明した原因疾患としては，急性心筋炎，先天性冠動脈起始異常，Marfan症候群などの身体的特徴を認めていない例の大動脈解離での発症や，一部に心筋症があります．これらは，現在の学校心臓検診の方法では抽出することが困難な疾患として以前から挙げられています[2]．また原因不明例のなかには，カテコラミン誘発多形性心室頻拍（catecholaminergic polymorphic ventricular tachycardia：CPVT）を代表とする安静時の心電図が正常範囲でありながら，致死的不整脈を起こす可能性がある疾患の存在が考えられています．
　さらに胸部に硬いボールやパックなどが胸部に当たって心室細動を起こし，突然死につながる心臓震盪も，検診で予知することは現段階では不可能です．これらの予期しなかった心停止例では，胸骨圧迫と自動体外式除細動器（automated external defibrillator：AED）を主体とした救急蘇生による成果が上がりつつありますが，大動脈解離はほとんどの場合，蘇生行為の効果は低く，一刻も早く対応可能な医療機関へ搬送することが必要です．
　学校心臓検診が突然死予防にさらに貢献するには，原因となる疾患の危険性の予知と，心事故予防のための生活管理が必要と考えられます．

📖 文献

1）鮎沢　衛：心臓突然死の実態からみた小児診療時の留意点―学校心臓検診結果と学校管理下事例報告に基づく考察―．小児科臨床　2012；65：1601-10.
2）鮎沢　衛：学校管理下突然死の現状と課題：救急蘇生・AED普及に伴うパラダイムシフト．日小循誌　2016；32：485-97.

（鮎沢　衛）

Chapter 2

学校心臓検診の実施にあたって
知っておきたいこと

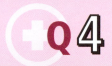

現在日本で実施されている学校心臓検診のシステムはどのようになっていますか？

Point
- 学校心臓検診は小学校1年生・中学校1年生・高等学校1年生の児童・生徒全員に対して心電図検査を施行し，心臓検診調査票・学校医診察を加えて1次検診としている．
- 要2次検診と判定されると，専門医の診察と必要な検査を施行する．
- 医師は判定（異常なし，管理不要，経過観察，医療機関管理，要精密検査）と学校生活管理指導区分を決定する．

Key Words 心臓検診調査票，12誘導心電図

　学校心臓検診のシステムを学校心臓検診のフローチャート（p.ix）に示します．1次検診でスクリーニングを行い，精密検査の必要な例を抽出し2次検診・精密検査は専門医によって行われます．最終的に判定（診断）し生活管理指導とその後の経過観察が決められます．

1次検診（スクリーニング）

　わが国では学校保健法により，小学校1年生・中学校1年生・高等学校1年生全員に対する心電図検査が義務付けられています（→ Q5参照）．検診の施行法については地域に委ねられており，各地区の教育委員会，または医師会が主体となって行っています．1次検診対象者は1年生全員と経過観察者（前年度の判定で次年度も学校心臓検診受診が必要とされた者），学校医の内科検診で心雑音や脈の乱れを指摘された者，学校教諭（担任・体育教諭・養護教諭）の観察による抽出者（動悸・息切れ・易疲労などの心疾患の可能性のある症状），アンケート調査（保健調査）で心疾患の既往や可能性があるものの医療機関受診をしていない者などです．

　1次検診で行うのは心電図・心臓検診調査票・学校医の内科検診などです．心電図は通常12誘導心電図ですが，省略4誘導心電図を施行している地域も小・中学校ではまだ4割近くあります．省略4誘導心電図は2点心音図とセットで行われています．これは以前に学校検診用に開発された心電計の仕様で，それを継続して検診用に使用しているためです．しかし，致死性不整脈や心筋症を正しくスクリーニングするためには12誘導心電図を記録することが望ましいと考えられます．1次検診で重篤な心電図所見（心室頻拍・QT延長症候群・完全房室ブロック・肺高血圧等）が認められた場合には，「緊急心電図」として対応し，速やかに専門医に心電図判読を依頼し，至急対応となった場合には暫定管理指導区分を受けて学校に連絡し，保護者には専門医療機関を早めに受診することを勧めます．

　心臓検診調査票は9割近くの地域で行われています．この調査票では心疾患の現病歴や既往歴（先天性心疾患や他の心疾患の発症時期，心臓手術の既往，現在の状況：定期受診の有無，受診していない場合は今後の受診不要といわれたのか，受診予定だったがdrop outなのかなど），川崎病の既往歴や冠動脈病変の有無，心疾患に関連の深い症状（失神・意識消失）の聴取，若年での突然死（遺

伝性不整脈の可能性），心筋症の家族歴（肥大型心筋症をはじめとする遺伝性心筋症）などを保護者に記載してもらいます．この情報は遺伝性不整脈や心筋症などで重要な情報となります．心臓検診調査票の内容は各自治体で独自のものを作成して使用しています．

1次検診の判定は 1．異常なし，2．管理不要（所見は認められるが学校生活上問題ないもの），3．経過観察（翌年も検診を受診する必要がある），4．要2次検査（2次検診を受けること），5．要精密検査に分けます．1次検診の心電図の判読は小児科・内科医師が多く携わります．心電図の再判読を小児循環器専門医が行い，検診精度を上げる工夫をしている地域もあります．1次検診は4～6月上旬に行われ，地域によって差がありますが，7月上旬までには要精密検査の結果を本人と保護者に知らせています．夏休みに入る前に結果を出すことが理想ですが，現実にはなかなか難しく秋にかかる場合もあります．

➕ 2次検診以降

地域によってシステムは異なります（→ **Q12** 参照）．2次検診を集団で行う場合は，検診業者が検査（12誘導心電図・運動負荷心電図・心エコーなど）を学校ごとに行うと同時に，専門医が診察して判定，さらに精密検査が必要な場合は専門医のいる病院への受診を勧めます．一方，2次検診以降は指定された病院で個別に精密検査を行う地域もあります．2013年に行われた学校心臓検診の全国調査では，要精検者の割合は全体で3.3%，要管理者は0.98%でした[1]．

➕ 検診の成績

各地区の検診判定委員会で取りまとめられますが，検診判定委員会のない地域が多くあります．検診判定委員会によって学校心臓検診の精度管理を進めていくことが，今後学校心臓検診の質の向上につながると考えられます．

📖 文献

1） 日本学校保健会：平成25年度　学校生活における健康管理に関する調査事業報告書．2014．http://www.gakkohoken.jp/books/archives/159（閲覧：2018年4月12日）．

（岩本　眞理）

Q5 | 1次検診の流れと検査項目を教えてください

✚ Point

- 法で定められた1次検診(心電図検査等)の対象学年は小学校1年生,中学校1年生,高等学校1年生・高等専門学校1年生で,その他の学年については必要に応じて選別を行い,対象者を決定する.
- 心臓検診調査票は保護者が記載することが望ましく,学校は「学校記入欄」に受診者の聴診所見を記載するなど,1次検診判定医へ知らせるべく健康情報を記載しておくこと.
- 1次検診を担当する検診・医療機関は,1次検診の心電図で重篤な所見がみられた場合,当該児童・生徒などが至急で専門医療機関を受診できる体制を整備しておくこと.

🔑 Key Words 　1次検診,心臓検診調査票,心電図検査

✚ 1次検診(心電図検査等)の流れ

　1次検診は診断を目的とするものではなく,多数の健常者のなかからある疾患またはその疑いのある者を効率よく選び出すスクリーニングです.1次検診の一般的な流れは,**図1**のようになっています.はじめに1次検診の対象者を選別する作業を行います.

✚ 1次検診(心電図検査等)の対象者を決定する

1. 学校保健安全法施行規則で定められた対象学年

　「心臓の疾病および異常の有無の検査」は,幼児,児童,生徒,学生に対して毎年行い,その方法については医師による聴診,心電図検査等によって行います.ただし,心電図の検査を義務付けられているのは小学校1年生,中学校1年生,高等学校1年生,高等専門学校1年生であり,その他の学年と園児・学生については心電図検査を省くことができます.また,1年生であっても主治医がいる児童・生徒については,学校に「学校生活管理指導表」の提出をもって対象から除くことも可能です.

2. 経過観察者

　前年度(過去)の学校心臓検診の判定で「次年度(または○年後)学校心臓検診の受診が必要」とされた児童・生徒.

3. 学校医の内科検診による抽出者

①聴診による異常心音や心雑音,脈のみだれがみられた者.
②視診による身体所見(全身体型,顔貌,胸郭など)がみられた者.

4. 担任・体育教諭・養護教諭の日常観察による抽出者

①動悸,息切れの既往や疲れやすいなどの健康状況がみられた者.
②表情,動作,話し方などの総合的印象の短期的・長期的変化がみられた者.

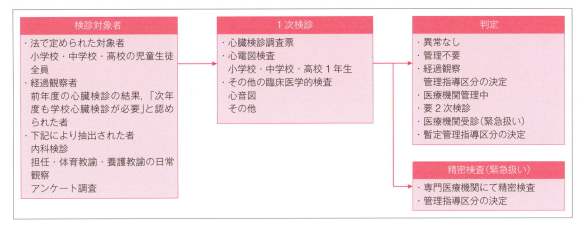

図1 東京都の1次検診スクリーニングの流れ
(日本循環器学会, 他. 循環器病ガイドラインシリーズ2016年版：学校心臓検診のガイドライン. 2016. http://www.j-circ.or.jp/guideline/pdf/JCS2016_sumitomo_h.pdf (閲覧：2018年5月14日)より引用)

5. アンケート調査（保健調査・心臓検診調査票）による抽出者

①心疾患（川崎病既往を含む）の既往があり，主治医での管理状況が不明の者．
②過去に心疾患を疑われたが，現在まで医療機関を受診していない者．
③心疾患を疑う自覚症状がある者．
④若年者の突然死の家族歴があり，遺伝性心疾患などが疑われる者．

➕ 1次検診の検査項目について

1. 心臓検診調査票

　心臓検診調査票は，地域や健診機関によってその書式が異なります．また，調査票の記載は正確性が重要なことから，心臓疾患の現病歴，既往歴，家族歴などを保護者に記載してもらいます．「学校記入欄」には，学校医の聴診所見，他学年の受診者については1次検診の対象となった理由を明記することが必要です．

2. 心電図検査

　遺伝性不整脈，心筋症などを正しくスクリーニングするためには，12誘導心電図を記録することが望ましいです．

3. その他の臨床医学的検査

①心音図検査：無害性心雑音の診断や心房中隔欠損症など一部の疾患の抽出に有用です．
②その他の検査：2次検診の対象者抽出の材料として血圧を測定している地域もあります．

➕ 専門医療機関への至急受診について

　1次検診を担当する検診・医療機関は，1次検診の心電図検査で重篤な所見を認めた場合，受診者が2次検診を待たずに速やかに専門医療機関に受診できる体制を整えておく必要があります．

（阿部　勝巳）

Q⑥ 経過観察中の児童・生徒などに対する学校心臓検診の実施について教えてください

Point

- 学校は，主治医で管理されている児童・生徒などの個別受診勧奨を行い，受診後には学校生活管理指導表の提出を求めること．
- 学校心臓検診のなかで行う経過観察者検診には2通りの方法がある．
- 学校心臓検診で経過観察を行っている児童・生徒などが検診対象から洩れてしまうことを防ぐには，経過観察者の検診結果情報を管理するシステムの構築が必要である．

Key Words 経過観察者，主治医，学校生活管理指導表

主治医で経過観察を行っている児童・生徒などについて

学校は主治医で管理されている児童・生徒などについて，定期的に主治医を受診していることを確認し，受診後には学校生活管理指導表の提出を求めること．児童・生徒などのドロップアウトを防ぐため，白紙の学校生活管理指導表を病院受診前に配布するなどの個別受診勧奨を行うとよいです．対象の児童・生徒などが1年生の場合は，学校生活管理指導表の提出をもって，学校で行う心電図検査の対象から省くことができます．

学校心臓検診で経過観察を行っている児童・生徒などについて

学校心臓検診の判定で「要経過観察」となった児童・生徒などは，病状・病態が変化していないか，特別に受診間隔の記載がある場合を除き1年後に学校心臓検診を受診し，管理指導区分が適正であるかどうかをチェックする必要があります．

学校心臓検診での経過観察者検診の実施時期・方法について

経過観察者検診の実施時期・方法については，2通りの方式があります（図1）．

1. 直接2次以降の検診を実施

4月の新学期前2〜3月，または新学期早々に経過観察者を集めて2次以降の検診と同様の内容で実施します．

メリットは，当該児童・生徒などが「経過観察」となった理由，所見に応じた検査を行うことができることです．

2. 新1年生と同一の1次検診を実施

学校で行われる新1年生の心臓検診に合わせて1次検診を受診します．検査項目は1年生と同一とし，必要に応じて2次検診に抽出します．1次検診で管理指導区分が決まる場合と2次検診・精密検査を受診して管理指導区分が決まる場合があります．

メリットは，1次検診で管理指導区分が決定された場合，改めて2次検診を受ける必要がないた

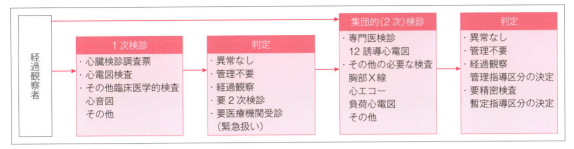

図1 経過観察者検診の流れ

(日本循環器学会, 他. 循環器病ガイドラインシリーズ 2016 年版：学校心臓検診のガイドライン. 2016. http://www.j-circ.or.jp/guideline/pdf/JCS2016_sumitomo_h.pdf（閲覧：2018 年 5 月 14 日）より引用)

心臓検診経過観察者一覧表

学校名　○○○市立　○○○小学校

履歴ID	氏名	生年月日	性別	最終受診月日	学年-組	検診年度	判定	診断・所見名	管理指導区分	備考
000123	○○ ○○	2011.7.9	男	2018.6.11	1-2	H30	経過観察	心室期外収縮	E可	
000224	○○ ○○	2011.4.9	女	2018.6.11	1-3	H30	経過観察	心室期外収縮	E可	
000385	○○ ○○	2010.6.3	女	2018.6.11	2-2	H30	経過観察	1度房室ブロック	E可	
000479	○○ ○○	2010.9.1	男	2018.6.11	2-2	H30	経過観察	心室期外収縮	E可	
000521	○○ ○○	2009.5.4	男	2016.6.07	3-1	H28	経過観察	WPW症候群	E可	2年後受診のこと
000639	○○ ○○	2010.2.8	女	2018.6.11	3-2	H30	経過観察	心室期外収縮	E可	
000773	○○ ○○	2007.6.7	男	2018.6.11	5-1	H30	経過観察	心室期外収縮	E可	
000843	○○ ○○	2008.3.8	男	2018.6.11	5-1	H30	経過観察	QT延長の疑い	E可	

図2 心臓検診経過観察者一覧表の例

め本人や家族の負担が軽減されることです．

経過観察者の受診洩れを防ぐには

　経過観察者検診の対象である児童・生徒などの受診洩れを防ぐためには，たとえば検診を担当する医療機関が実施主体である教育委員会や医師会と連携を図り，学校ごとの「経過観察者一覧表（リスト）」（図2）を作成し，検診前の適当な時期に各学校に提示するとよいです．経過観察者を洩れなく確実に受診させるには，経年的な検診結果情報を管理するシステムの構築が重要です．

(阿部　勝巳)

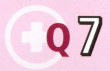

学校心臓検診における心電図検査の役割および検査実施の際の留意点について教えてください

◆ Point

- 心電図検査は，1次検診の項目のうち，唯一の客観的な検査である．
- 判読に耐えるような正確で読みやすい心電図記録が求められる．

Key Words 　12誘導心電図，省略4誘導心電図，心音図検査，心電図フィルター，装着部位，記録感度，記録速度

◆ 心電図検査の役割[1]

　現在学校心臓検診の1次検診では，心臓検診調査票による心疾患の既往歴の調査，学校からの情報，および心電図検査により行われることになっています．このうち，心電図検査は唯一の客観的な検査項目で，症状や身体所見ではとらえにくい不整脈や心雑音が小さい，または聴取できない心疾患の診断に有効です．たとえば不整脈の診断では，その波形やその時間的な変化を判読することによって正確な診断が可能となります．心筋症や心筋虚血の診断では，軽症や発症初期例の場合には身体所見としてとらえられない場合があり，心電図所見によって発見が可能となります．先天性心疾患では，心房中隔欠損の補助的な診断手段として利用されることもあります．

　心電図検査では，両手両足の電極から電位変化を作成する四肢誘導と胸部の各誘導点での電位変化をみる胸部誘導の記録が行われます．通常の心電図検査で行われる，四肢誘導で6波形，胸部誘導では6か所6波形が記録される12誘導心電図が検診でも使用されています．しかし，地域によっては，四肢誘導からの表示波形を2波形（I, aV_F誘導）とし，さらに胸部誘導で2か所の記録（V_1, V_6誘導）とする省略4誘導心電図が検診として行われているところがあります．学校心臓検診の目的は，1960年代頃まではリウマチ性心疾患や先天性心疾患の発見でしたが，最近では致死的な遺伝性不整脈や心筋症など心筋疾患の発見が重視されています．その目的のためには，12誘導心電図を記録するのが望ましいと考えられます．

　心電図検査を行うにあたっては，判読に耐えるような正確で読みやすい心電図記録が求められます．そのための留意点を以下にご紹介します．

◆ 心電図検査実施の際の留意点[1, 2]

1. 誘導部位について

　検診の心電図検査では，従来から標準12誘導または省略4誘導（I, aV_F, V_1, V_6）が用いられています．学校心臓検診の目的は，開始された1960年頃には，リウマチ性心臓病の発見・管理であり，その後1970年頃には先天性心疾患の発見や術後例の検診や管理，川崎病の冠動脈病変の発見や管理に変わってきました．その当時は，心電図を省略4誘導として同時に心音図検査を行うことがその目的に合致していました．最近はリウマチ性心臓病の減少と検診体制の充実とともに多くの先天

性心疾患が入学前に発見され，すでに主治医や専門医の管理下にあり，一方で新たな不整脈や心筋疾患の発見，治療，生活指導などにその目的が変化してきています（→ **Q1** 参照）．このようななかで，学校心臓検診では高学年ほど 12 誘導による心電図検査の頻度が増える傾向となっています．

2. 心電図フィルターについて

心電図については，ノイズが少なく基線の安定した判読しやすい記録が求められていますが，心臓検診では学校現場などの環境で行われるため，判読しやすい記録が得にくくなります．このような場合でも，できるだけフィルターを使用しないこととされています．これは，小児の心電図検査におけるフィルターが特に QRS 波の波高に影響するためです．フィルターの有無による V_1，V_5，V_6 誘導心電図波形の R 波の記録で，波高に関する補正式が提案されています[3]．この変化は心電図の判定に影響すると考えられるので，記録時にやむを得ず使用する場合にはフィルターの使用状況を明記し，読影の際の注意を喚起することが必要です．

3. 電極の装着部位

電極の装着は，正しい位置で行う必要があります．四肢誘導での左右の上下肢に装着する電極はもちろんのこと，胸部では適切な位置を確認して電極を装着します．なお，右胸心や Brugada 症候群を疑う時は通常の胸部誘導の記録位置を異動させる場合があります．その時は，心電図記録用紙などに記録位置を V_{1R}，V_{2R}，V_1（一肋間上）などと明記して誘導部位を変えた記録であることが明確にわかるようにすることが必要です．

4. 記録感度，速度の変更

心電図は標準的に，1 mV を 10 mm の感度，毎秒 25 mm の速度で記録をしますが，記録する心電図波高の高い時や不整脈などの出現をみるため長時間の記録をする時などに，この条件を変える場合があります．その際には，変更した記録条件（感度，速度）を明記して標準と異なる条件の記録であることを示すとともに，標準の条件による波形を記録することが必要です．

5. 検査実施中の留意点

1 次検診で心電図記録中，早急に対応することが望ましい心電図所見が得られる場合があります．詳細については，**Q11** を参照してください．

心電図検査実施中，不整脈の出現に気付いた場合には心電図記録を延長して行うと，その出現の頻度や特徴についての情報が追加され，判定の際に大いに役立ちます．検査の現場での対応が期待される事項です．

文献

1) 日本学校保健会：学校心臓検診の実際 —平成 24 年度改訂—．日本学校保健会，2013：28-9．
2) 東京都医師会：都立学校心臓検診マニュアル（検診機関用）平成 27 年度改訂版．2015：4-5．
3) Yoshinaga M, et al.：Standard Values and Characteristics of Electrocardiographic Findings in Children and Adolescents. Circ J 2018；82：831-9．

（泉田　直己）

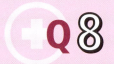

1次検診における心電図検査についての2次以降の検診対象者抽出までの流れを教えてください

> **● Point**
> - 判読に耐えるような正確で読みやすい心電図記録が出発点である.
> - 心電図の自動解析利用の際は，小児用プログラムを使用し再読影(オーバーリード)を必ず行う.

Key Words 自動解析，再読影(オーバーリード)，心電図所見の判定

正確で読みやすい心電図記録の重要性

検診で求められている判読に耐えるような正確で読みやすい心電図記録を得るに際して，Q7で示した検査実施の際の留意点に十分考慮して記録を行うことが最初のステップとなります．電極の装着部位，心電図フィルター使用の有無，記録感度や速度の変更は心電図記録に影響を与え，正しい判定を妨げる場合があります．

心電図の自動解析[1]

最近のほとんどの心電計には，自動解析機能がついており，心電図波形について計測，心電図診断可能となっています．学校心臓検診でもこの機能を使用することは判定の補助として有効ですが，いくつか注意点があります．自動解析では，P波，Wolff-Parkinson-White(WPW)症候群の時にみられるδ波，Q波，T波の終末部など，波の波高が低い場合や波形が緩徐に上昇あるいは下降する場合には，それぞれの波形の開始点や終了点が正確に認識できず，計測値や心電図所見や診断の誤りが生じることがあります．その他自動解析の際に使用しているプログラムにより，専門医の目視での計測値と差が出る場合があります(→ Q9 参照)．さらに自動解析は，使用しているプログラムの判定基準に従っており，小児と成人では判定基準が異なりますので，使用の際には小児用のプログラムによることが必要となります．このように自動解析は心電図診断の非常に有用な手段ですが，上述のような問題点があることを認識した上で，補助的な方法として使用することが必要となります．

心電図の判定[2]

心電図の判定は，小児あるいは若年者の心電図読影に慣れた医師が行うことはもちろんですが，自動解析が行われている場合でも，上述のような問題を含んでいることを考慮して，医師による心電図の再読影(オーバーリード)が必要となります．

検診での心電図所見の判定は，『学校心臓検診　二次検診対象者抽出のガイドライン(2006年改訂)―一次検診の心電図所見から―』および『小児心電図心室肥大判定基準の改訂』に基づいて行います．これらのガイドラインまたは基準は，心電図のPQRST各波形の波高や間隔，不整脈の学校心臓検診での抽出に関する事項を示しています．最新の『学校心臓検診の実際』(日本学校保健会)

表1 1次検診の心電図所見から2次以降の検診に抽出すべき主な所見

	項目	所見・内容
I	Q波	幅広いQ波，QSパターン，深いQ波のそれぞれがガイドライン所定の基準に該当する場合，およびV$_1$のqR(S)パターン
II	QRS電気軸	単独の所見では，抽出しない
III	R・S波	心室肥大：点数制による小児心電図心室肥大判定基準により肥大基準またはその疑いに該当する場合
IV	ST接合部およびST区間	ST-Jの降下がガイドライン所定の基準に該当する場合
V	T波	陰性T波が特定の誘導にみられる時
VI	房室伝導	①完全房室ブロック，②2度房室ブロック，③PR(PQ)時間が>0.28秒または>0.24秒（ただし，小学生のみ），④WPW症候群，⑤変行伝導（単独の所見では抽出しない），⑥人工ペースメーカー
VII	心室内伝導	①完全左脚ブロック，②完全右脚ブロック，③不完全右脚ブロックの一部，④心室内伝導障害，QRS幅≧0.12秒またはQRS幅≧0.10秒（ただし，小学生のみ），⑤不完全左脚ブロック，⑥左脚前枝ブロック，⑦二枝ブロック
VIII	調律	①上室期外収縮のうち，多形性上室期外収縮，②心室期外収縮，③心室頻拍，④心室固有調律，⑤心房細動，⑥心房粗動，⑦心房粗・細動，⑧上室頻拍，⑨洞停止または洞房ブロック，⑩洞性頻脈の一部，など
IX	その他	①右胸心，②ガイドライン所定の基準に該当するQT延長，③Brugada型心電図，など

（日本小児循環器学会学術委員会学校心臓検診研究委員会：学校心臓検診　二次検診対象者抽出のガイドライン（2006年改訂）――次検診の心電図所見から―．日小循誌 2006；22：503-13 より作成）

や『2016年版学校心臓検診のガイドライン』（日本循環器学会，他）でも，心電図判定にこのガイドライン，基準が示されています.

表1，**Q43 図1**に，検診として抽出する主な所見について，抜粋したものを示します.

文献

1) 日本学校保健会：学校心臓検診の実際 ―平成24年度改訂―．日本学校保健会，2013：28-9.
2) 日本小児循環器学会学術委員会学校心臓検診研究委員会：学校心臓検診　二次検診対象者抽出のガイドライン（2006年改訂）――次検診の心電図所見から―．日小循誌 2006；22：503-13.

（泉田　直己）

Q9 学校心臓検診において心電図自動解析装置（心電計自動解析装置）を利用する際の留意点を教えてください

Point
- 自動解析装置は QT 延長と WPW 症候群を見逃すことがある．
- QT 時間測定は多くの誘導・心拍の平均値を算出している．
- QT 時間測定は接線法ではなく，微分法であることが多い．
- QT 時間が長すぎると QT 延長と診断できない．
- 自動計測任せではなく必ず目視でも行う．

Key Words QT 延長，WPW 症候群，房室ブロック

自動解析装置が見逃しやすい疾患

QT 延長については **Q28** で述べます．

Wolff-Parkinson-White（WPW）症候群をなぜ見逃すことがあるのか，自動解析の algorithm が発表されていないので不明ですが，自動解析では δ 波を認識しようとしているのではなく，QRS 幅，心室興奮時間（QRS 波開始から R 波の頂点までの時間）などにより，WPW 症候群を診断しようとしているのだと思います．

また，P 波が判読しにくい場合は，当然のことながら P 波が関係する不整脈（房室ブロック等）を見逃している場合があります．

QT 時間の算出方法

論文上は洞調律を示す連続 3 心拍の QT 時間/RR 間隔を測定し，それぞれの QTc 値の平均値で最終的な値にします．測定は V_5 誘導または II 誘導を用います．スクリーニング時には単一の心拍で計算されることも多いと思います．

自動診断では，長すぎる，あるいは短すぎる平均 RR 間隔を除外し，残された全ての心拍の全ての誘導（V_1 ～ V_3 は除外されている場合もあります）の平均 QT 時間と平均 RR 間隔から QTc 値を算出します．呼吸性不整脈がありますと，長い QT 時間の影響が強く，false positive な結果を出しやすくなります．

自動計測の QT 時間測定

接線法は P 波の直前で水平な線を引いた後，T 波の最も急峻な線に接線を引き，その交点を T 波終末点（T end）とします（図 1）．微分法では T 波高を微分し，その最小変化点をとるのでなだらかな T 波の終了点に近くなります．自動計測（微分法）のほうが接線法より平均値で 20 ～ 30 ms（範囲でいうと 10 ～ 50 ms）長くなります[1]．

問題は，いくつかの誘導で T 波の切れ込み（notched T wave）がかなり深い時です．その誘導では

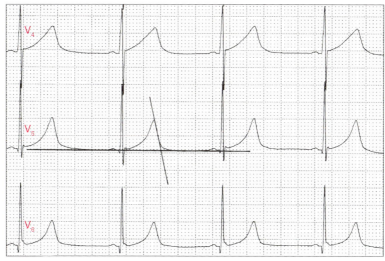

図1 接線法

notched T wave の深い切れ込み部分を T end として測定する可能性があります．自動計測では平均値をとりますので，QTc 値が小さくなり，false negative な結果を出すことが予想されます．

QT 時間が長すぎる場合

自動計測ではもう1つの問題も出てきます．自動計測では T end を決める前に，T 波頂点（T peak）を決定する作業をします．探す範囲は RR 間隔等で異なると考えられますが，QT 時間があまりに長く，探す範囲を超えた場合は測定できません．したがって，極めて長い QT 時間を持つ場合，診断できず誤った値を出していることが予想されます．

目視の必要性

自動解析装置を利用する際の留意点について理解していただけたと思います．学校心臓検診の1次スクリーニングを自動診断のみで行っていると QT 延長症候群，WPW 症候群のような見逃してはならない心電図を見逃す可能性があります．自動診断だけで QT 時間を抽出すると2次検診に呼び出す率が高くなります．

学校心臓検診の1次検診では必ず目視でのオーバーリードも行ってください．

文献

1) 吉永正夫，他：自動計測とマニュアル計測での QT 時間の差に関する検討．心電図 2013；32：427-35.

〈吉永　正夫〉

Q10 1次検診の検査結果から2次以降の検診の対象者を抽出するポイントを教えてください

Point
- 2次以降の対象者の抽出は，1次検診での心疾患，不整脈，川崎病の既往歴と現況の調査，学校医診察，学校からの要望，心電図・心音図所見などにより行われる．
- 正確な調査内容や検査結果により，適切な2次以降の抽出が可能となる．

Key Words
心電図検査，心音図検査，心臓検診調査票，収縮期雑音，拡張期雑音，連続性雑音

1次検診の項目[1,2]

通常1次検診は先天性を含む心疾患，不整脈，川崎病に関する既往歴の調査，学校医診察や学校からの要望の収集，心電図検査に加えて地域によっては心音図検査，心エコーも行われています．このうち，既往歴の調査，学校医診察所見，学校からの要望は心臓検診調査票としてまとめられて記載され，1次検診の判定の際の情報提供シートとされることもあります．心電図，心音図は客観的な検査であり，それぞれガイドラインや判定の目安が提唱されています．心エコーは，専門的な知識と技術を必要とする検査であり，通常は2次以降の検診で行われますが，医療機関へのアクセ

表1 心臓検診調査票の判定の目安

●先天性心疾患，その術後，心筋疾患，その他の心疾患の既往の記載がある場合	
医療機関により定期的に経過観察されている場合	医療機関により管理指導区分を決定
医療機関により定期的な経過観察がされていない場合	原則として診断あるいは治療をされた医療機関を受診し管理指導区分を決定．受診困難な場合には2次以降の検診を行う
ただし，自然閉鎖などによる治癒，または動脈管開存症術後，カテーテル治療後で主治医から管理不要と判定された場合	1次検診の情報から，「異常なし」「管理不要または必要に応じて2次以降の検診を行う」を決定する
●不整脈，心電図異常の既往の記載がある場合	
医療機関により定期的に経過観察されている場合	医療機関により管理指導区分を決定
医療機関により定期的な経過観察がされていない場合	原則として診断あるいは治療をされた医療機関を受診し管理指導区分を決定．受診困難な場合には2次以降の検診を行う
ただし，所見が消失し主治医から管理不要と判定されている場合，または学校心臓検診で指摘され学校心臓検診のみで経過観察されている場合	1次検診の情報から，「異常なし」「管理不要または必要に応じて2次以降の検診を行う」を決定する
●川崎病の既往の記載がある場合	
医療機関により定期的に経過観察されている場合	医療機関により管理指導区分を決定
医療機関により経過観察されていない，かつ心後遺症があるまたは不明の場合	原則として診断あるいは治療をされた医療機関を受診し管理指導区分を決定．受診困難な場合には2次以降の検診を行う
医療機関により経過観察されていない，かつ主治医から心後遺症がないと診断されている場合	発症から5年以上経過している場合は管理不要，5年未満の場合は原則として診断あるいは治療された医療機関を受診し管理指導区分を決定する
●校医所見，自覚症状の訴え，若年期(40歳以下)の急死の家族歴がある場合	
医療機関により定期的に経過観察されている場合	医療機関により管理指導区分を決定
医療機関により経過観察されていない場合	症状の有無，家族歴，心電図所見を考慮して判定を行い，必要に応じて2次以降の検診を行う

(日本循環器学会，他．循環器病ガイドラインシリーズ2016年版：学校心臓検診のガイドライン．2016, http://www.j-circ.or.jp/guideline/pdf/JCS2016_sumitomo_h.pdf(閲覧：2018年3月22日)より引用)

スの悪い地域の場合など地域の実情に応じて行われることがあります。それぞれの項目の2次以降の検診の対象者を抽出するための判定について、ポイントを述べます。

➕ 心疾患，不整脈，川崎病の既往歴と現況からの抽出

まず，今までの心疾患の既往歴や手術歴，川崎病の罹患と心合併症の有無，さらにいずれも現在の状況についての正確な情報を得ることが重要です。この情報は，心臓検診調査票により得ることが可能です。心疾患，不整脈，あるいは川崎病心合併症の既往がある場合の多くは医療機関からの定期的な管理治療を受けていますが，転居などの事情により管理を受けていない場合には，2次以降の検診の対象となります。

表2 小児2点心音図判読の実際

2点心音図のオーバーリードに際しては以下の項目に留意する。
1. 有意な収縮期雑音
2. 拡張期雑音
3. 連続性雑音
4. 異常心音

以下，判読の実際を提示する。
なお，心音図のオーバーリードは，中音域を主体に行う。

1. 収縮期雑音：以下のものを有意とする。
(1) I音の主節に引き続いておこる均等振幅性，漸増性および漸減性雑音
(2) 漸増漸減型収縮期雑音
　①収縮期雑音の持続が収縮期の80%以上のもの
　②収縮期雑音の持続が収縮期の60%以上80%未満であるもののうち
　　i) 雑音の後半に最大振幅を持つもの
　　ii) 高周波であるもの
　　iii) 振幅の大きなもの
　　iv) II音の幅広い分裂を伴うもの
(3) I音から離れて始まりII音まで続く雑音

2. 拡張期雑音：あれば有意とする
(1) 拡張早期雑音
　II音に引き続いて起こる雑音で，高周波であることが多い。第3肋間胸骨左縁(3LIS)の中音域心音図に記録されることが多い。
(2) 拡張中期雑音
　3LIS，心尖部の中音域心音図に持続時間60ミリ秒以上で記録される。
　低音域のみでの低周波数の振れは有意でない。
(3) 前収縮期雑音
　IV音に引き続いてI音まで達する雑音である。

3. 連続性雑音：あれば有意とする
収縮期から拡張期にかけての漸増漸減型の雑音でII音に一致して最大振幅を持つことが多い。ときにII音よりやや前方に最大振幅を持つことがある。3LISで記録されることが多い。

4. 異常心音
(1) 亢進したII音
　異常に振幅の大きいII音を有意とする。
(2) 幅広く分裂したII音

　IIa・IIpの最大振幅の間隔が40ミリ秒以上のもので固定性分裂を有意とする。
(3) 亢進したIII音
　III音の振幅がII音の振幅と同程度以上のものは，心電図上の心室負荷を勘案して判読する。
(4) 亢進したIV音
　中音域心音図に明瞭な(振幅の大きい)IV音が記録されたものを有意とする。
(5) 過剰心音
　①駆出音
　心電図R波の頂点から60～120ミリ秒の部位にI音の主振幅からある間隔をおいて出現する持続の短い振幅の大きな音を有意とする。
　②心尖部収縮中期クリック
　収縮期雑音を伴わないものは有意としない。
　③房室弁開放音
　児童・生徒の心臓検診では問題にする必要はない。

〈注〉
1. 心音図の判読に際しては，心周期に一致した再現性を重視する必要がある。再現性に乏しいものは，呼吸音や外来雑音などである可能性が高い。
2. I音：I音の主節は房室弁の閉鎖に伴うものが主体であり，心電図QRS波の終わり付近から始まり，持続は40～60ミリ秒である。
3. II音：II音の主節は，大動脈弁閉鎖(IIa)と肺動脈弁閉鎖(IIp)に伴うものであり，一般的には心電図T波の終わり付近にIIa，IIpの順に記録される。小児では，呼吸性分裂をみることが多い。
4. III音：II音から100～150ミリ秒の時点に出現することが多い。
5. IV音：心電図P波の頂点付近ないしその後方に記録される振幅の小さな音で，持続は20～30ミリ秒である。
6. 時相：ここでいう「収縮期」とは，I音の主節からII音の主節までを指すものとする。また，「拡張期」とはII音の主節からI音の主節までを指す。
7. 雑音の大きさ：雑音の強度(大きさ)を客観的に規定することは難しい。「振幅の大きな漸増漸減型収縮期雑音」とは，雑音の最大振幅がII音の振幅に近いもの，またはその振幅をこえるものをいう。
8. 雑音の周波数：2点心音図における雑音の周波数解析は十分には行い難い。心音図上は，雑音の振れが密で，振幅が不揃いなものを高周波とする。

（大国真彦，他：小児2点心音図判読の実際．日小循誌　1994；9：707-8より作成）

学校医診察，学校からの要望からの抽出

　日頃から児童・生徒と接している学校医の診察所見，養護教諭の日常の活動状況の観察所見の報告は，他の1次検診所見と合わせて判定を行います．この要点を，**表1**に示します．

心電図検査からの抽出

　心電図所見からの抽出については，早急に対応すべき心電図所見については**Q11**で説明しています．またその他の心電図所見については，**Q8**で説明しています．詳細については，それぞれの項目を参照していただきたいと思います．

心音図検査からの抽出

　心音図所見の判定では収縮期雑音，拡張期雑音，連続性雑音，異常心音に分けて判定されます．判定の際は，心音図判読の実際として**表2**を参考にしていただきたいと思います．

文献

1) 日本学校保健会：学校心臓検診の実際 ―平成24年度改訂―．日本学校保健会，2013：17-29.
2) 日本循環器学会, 他.：2016年版学校心臓検診のガイドライン．2016, http://www.j-circ.or.jp/guideline/pdf/JCS2016_sumitomo_h.pdf（閲覧：2018年3月22日）.

（泉田　直己）

Q11　1次検診の検査結果から緊急性が認められる所見がみつかった際の対応を教えてください

⊕ Point

- 1次検診の心電図で，緊急性が認められる所見が得られた場合には，速やかに専門医療機関に診察を依頼することが望まれる.
- 速やかな対応を考慮する心電図所見について示した.

Key Words　心筋症，肺高血圧，重症不整脈

⊕ 1次検診の検査結果により速やかに対応する状況[1, 2]

1次検診で，失神や突然死につながる心疾患，あるいは不整脈を強く疑わせ，対応として速やかに精密検診を行うべき所見が記録されることがあります. 実際の疾患としては，心筋症などの心筋疾患，肺高血圧，重症不整脈が該当します. これらは客観的な所見として心電図に示され，さらに調査票での既往歴，家族歴，症状などの情報と合わせて判定します. その一覧を**表1**に，実際の

表1 速やかに精密検診を考慮する心電図所見の例

所見	条件
QS パターン	胸壁上右隣の誘導に初期 R がある時の QS パターン
	I, II, V_6,（III および aV_F）のいずれかにみられる場合
	$V_1 \sim V_4$ のいずれにもみられる場合
明らかな右室肥大所見	点数制による右室肥大判定基準で 5 点以上
明らかな左室肥大所見	点数制による左室肥大判定基準で 5 点以上
高度 ST 低下	ST-J 降下≧0.2 mV で T 波が陰性または 2 相性で陰性部分≧0.5 mV がみられる(I, II, aV_L, aV_F, $V_1 \sim V_6$ のいずれか，T 波は $V_3 \sim V_6$)
左側胸部誘導の陰性 T 波	$V_3 \sim V_6$ 誘導（小学生では $V_4 \sim V_6$ 誘導）にみられる場合
2 度房室ブロック	Mobitz II 型
	2：1 ブロック
3 度房室ブロック	高度房室ブロックを含む
完全左脚ブロック	該当する心電図所見
多形性心室期外収縮	心室期外収縮の波形が多形性を示す場合
2 連発以上の心室期外収縮	心室期外収縮が 2 連発以上連続して出現する場合
R on T 心室期外収縮	心室期外収縮が R on T 型を示す場合
後続心拍に T 波異常を伴う心室期外収縮	心室期外収縮が後続心拍に T 波の異常所見を示す場合
心室頻拍	多形性心室頻拍を含む
心房細動・心房粗動	該当する心電図所見
上室頻拍	該当する心電図所見
洞房ブロック，高度徐脈	該当する心電図所見
QT 延長	接線法で測定し Fridericia 補正した QT 時間（秒）が次の値を超える場合
	小学校 1 年生男女：0.43，中学校 1 年生男女：0.44
	高校 1 年男：0.44，高校 1 年女：0.45
Brugada 型心電図	右側胸部誘導 V_1, V_2, V_3 のいずれかで，J 点で 0.2 mV 以上 ST が上昇し，かつ ST-T 部位が Coved 型または Saddleback 型をとるもの
その他	調査票などで上記に準ずる突然死の可能性のある所見あるいはその既往があると考えられる場合

（日本循環器学会，他. 循環器病ガイドラインシリーズ 2016 年版：学校心臓検診のガイドライン. 2016, http://www.j-circ.or.jp/guideline/pdf/JCS2016_sumitomo_h.pdf（閲覧：2018 年 3 月 22 日）より引用）

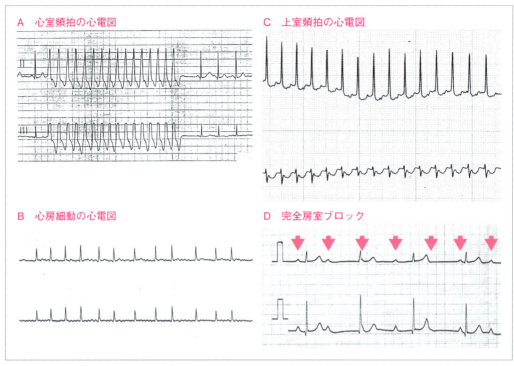

図1 速やかに精密検診を考慮する心電図所見の例

A：幅広いQRS波が早い周期で連続してみられ，その後停止している．B：心房の早い興奮が基線の細かい揺れとしてみられている．QRS波の間隔は不規則である．C：幅広いQRS波が早い心拍数で連続してみられている．D：矢印で示したP波とQRS波が連動せず，P波の伝導が完全にブロックされていると判断される．

心電図所見例を図1に示します．

1次検診で行われた心電図記録にて，このような心電図所見が得られたときは，速やかに専門医療機関の受診を行うような対応が望まれます．

📖 文献 ･･

1) 日本学校保健会：学校心臓検診の実際 ―平成24年度改訂―．日本学校保健会，2013：79．
2) 日本循環器学会, 他．：2016年版学校心臓検診のガイドライン．2016, http://www.j-circ.or.jp/guideline/pdf/JCS2016_sumitomo_h.pdf（閲覧：2018年3月22日）．

（泉田　直己）

Q12 2次以降の検診の流れと検査項目を教えてください

Point

- 2次以降の検診（以下，2次検診）を担当する検診・医療機関は，2次検診の判定で①運動制限のついた者，②要精密検査となった者について，該当児童・生徒などの在籍する学校へなるべく早く検診結果を伝えなくてはならない．
- 学校は2次検診未受診者の個別受診勧奨を積極的に行い，学校生活管理指導表の提出を求めること．
- 学校は管理指導区分がついた児童・生徒などに対する事後措置として，保護者を交えた三者面談を行い，当該児童・生徒などの学校での活動内容を確認すること．

Key Words 2次検診，管理指導区分，要精密検査

2次検診の流れと検査項目

2次検診の流れと検査項目は**図1**の通りです．2次検診は学校ではなく検診機関，医療機関で行われるのが一般的です．検査項目は，2次検診当日の12誘導心電図と専門医の診察を基本とし，その他の検査については2次検診に抽出された理由，所見に応じて必要な検査を加えます．2次検診時は保護者同伴が望ましく，専門医は本人と保護者に対して2次検診に抽出された理由，検査の内容，判定結果について説明を行うことが必要です．

2次検診の判定について

2次検診の判定は以下のように行うことが望ましいです．
①異常なし．
②管理不要：所見は認められるが学校生活上問題としないもの．
③経過観察：次年度（または○年後）の学校心臓検診を受診すること（管理指導区分の決定）．
④医療機関管理：主治医より管理指示を受けること．
⑤要精密検査：専門医療機関を受診すること（暫定管理指導区分の決定）．診療情報提供書を発行すること．
⑥未受診：2次検診未検のため専門医療機関を受診し，学校に管理指導表を提出すること．

　なお，2次検診を担当する検診・医療機関は，判定において治療を必要とする，あるいは2次検診のなかでは正確な診断や管理指導区分が決定できないと判断した場合には，「要精密検査」と判定し，診療情報提供書を発行し専門医療機関を紹介します．その場合は，専門医療機関受診までの暫定の学校生活管理指導区分を付けます．

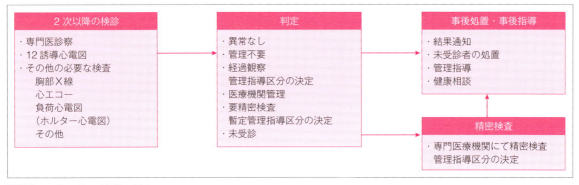

図1 2次以降の検診の流れ

(日本循環器学会，他．循環器病ガイドラインシリーズ2016年版：学校心臓検診のガイドライン．2016．http://www.j-circ.or.jp/guideline/pdf/JCS2016_sumitomo_h.pdf（閲覧：2018年5月14日）より引用)

判定の緊急連絡について

2次検診を担当する検診・医療機関は，2次検診の判定が以下の場合，当該児童・生徒などの在籍する学校の養護教諭に対して，結果報告を待たずに特別に早く判定結果を伝える必要があります．
①要精密検査で専門医療機関紹介となった場合．
②管理指導区分で運動制限がついた場合．

連絡を受けた養護教諭は，学校長，当該児童・生徒等の担任・体育教諭に報告，校内での連携を図り，精密検査受診まで運動などで危険が生じることのないよう必要な措置を講じることが求められます．

2次検診未受診者の取り扱いについて

2次検診を担当する検診・医療機関は，2次検診未受診者に対して，個人通知書（未受診者用）と学校生活管理指導表（白紙）を発行し，学校に報告します．学校は2次検診未受診者に対して，専門医療機関への個別受診勧奨を行い，学校生活管理指導表の提出を求めます．

学校における事後処置，事後指導について

学校は本人と保護者に対して提出された管理指導区分に基づいて面談を行い，学校生活における具体的な活動内容を確認します．学校は過度の運動制限にならないように児童・生徒などの指導区分を十分に把握し指導することが重要です．

緊急時には学校，保護者，主治医（専門医），学校医が連携できる体制を日頃から整えておくことが大切です．

（阿部　勝己）

Q13 2次以降の検診の検査結果から要精密検査（専門医療機関受診）と判定するポイントを教えてください

Point

● 検診で要精密検診（専門医療機関受診）の判定は，次の場合に行われる．①その心疾患が治療や頻回の経過観察を必要とすると判断され，病院管理が望ましいと考えられる場合，②心疾患が疑われるが，正確な診断や管理指導区分が検診システム内の結果から決定できない場合．

Key Words 個別検診，集団的2次検診，先天性心疾患，後天性心疾患，川崎病

精密検査（専門医療機関受診）の判定[1, 2]

　本項では，1次検診または2次以降の検診で有所見となり，その心疾患が治療や頻回の経過観察を必要とすると判断され，病院管理が望ましいと考えられる場合，あるいは心疾患が疑われるが正確な診断や管理指導区分が検診システムで得られた結果から決定できない場合に，検診に引き続いて専門医療機関を受診して行う検査を精密検査（専門医療機関受診）とします．

　2次以降の検診では，児童・生徒の心疾患の有無を含め正確な診断と重症度を確定し，適切な生活管理指導を行うことが期待されています．精密検査（専門医療機関受診）の位置付けや実際にどのように実施されるかは，それぞれの検診システムで異なるため，判定基準は一律には決められないことになります．また，対象となる児童・生徒が要精密検査の際に受診する専門医療機関は，検診システムと連携が取れる施設を選択し対象者に示しておくことにより，専門医療機関が明確となり受診しやすくなると考えられます．次に，検診システムのなかで1次検診のみ行う場合といくつかの検査による2次検診も行う場合で分けて説明いたします．

　検診システムのなかで1次検診によって抽出された児童・生徒に対して検診の一段階として集団的な2次検診を実施していない場合（個別検診）では，その生徒のその後の必要な検査は直接専門医療機関を受診し，行うことになります．この際に重要なことは，検診システムと紹介先の医療機関で連携をとり，1次検診での所見，抽出理由を正確に医療機関に伝えるとともに検診システムで最終結果や判定の情報を得ることです．

　集団的な2次検診を行っている場合（集団的2次検診）では，1次検診の判定が個別検診で要精密検査となる対象者の一部を要2次検診の対象者とするため，1次検診から直接専門医療機関を受診する児童・生徒を減らすことができます．集団的2次検診での検査は，胸部X線，運動負荷心電図検査，心エコーが多く選択されますが，1次検診抽出者にこのすべての検査を行う必要はなく，抽出所見に応じて行う検査が選択されます．集団的2次検診の結果と1次検診で得られている情報を総合して判定し，心疾患が治療を必要とする場合，頻回の経過観察を必要とする場合，あるいは心疾患が疑われるものの正確な診断や管理指導区分がそれまでの結果から決定できない場合などには，要精密検査と判定し，専門医療機関を受診します（→ **Q14** 参照）．

➕ 集団的 2 次検診が行われる場合の要精密検査（専門医療機関受診）の判定

1. 先天性心疾患および術後[1]

　近年，先天性心疾患の多くは年少児に発見され術後例も含めて病院管理中となっており，学校心臓検診で新たに発見される例はごくわずかです．心疾患があるにもかかわらず，転居や自己都合などで医療機関での治療や経過観察がされていない場合には，要精密検査とするのがよいと考えられます．また，心房中隔欠損など検診で新たに先天性心疾患が発見されることもあり，要精密検査の対象と考えられます．

2. 心筋疾患，肺高血圧など後天性心疾患[1]

　症状や心電図所見から，心筋疾患あるいは肺高血圧などの後天性心疾患が疑われる場合は，要精密検診とするのがよいと考えられます．

3. 川崎病[1, 3]

　川崎病の罹患は，ほとんどが幼児期までであり，学校心臓検診時にはすでに急性期を過ぎています．そのため，川崎病で問題となる心合併症は通常すでに指摘されており，その後もその医療機関で管理中のことがほとんどです．しかし心合併症があるにもかかわらず，転居や自己都合などで医療機関での治療や経過観察がされていない場合には，要精密検査とするのがよいと考えられます．

4. 不整脈[2, 4]

　学校心臓検診で対象となる不整脈の種類は多く，またそれぞれの不整脈で重症度により管理指導区分が異なります．治療を必要とする，学校生活管理指導表での管理指導区分が E 可より厳しくなる，あるいは経過観察を年に複数回行うのがよいと考えられる場合には，要精密検査とするのがよいと考えられます．よくみられる不整脈で，精密検査を考慮する目安を次に示します．

①上室期外収縮：多形性，出現数が多い，連発する，のいずれかに該当する場合など．

②心室期外収縮，副収縮：多形性，出現数が多い，連発する，運動負荷にて期外収縮が増加する，のいずれかに該当する場合など．

③促進心室固有調律：運動負荷により正常洞調律にならない場合など．

④ QT 延長：失神発作などの症状や家族歴がある，Fridericia 補正により QT 時間の延長が明確である，に該当する場合など．

⑤ WPW（Wolff-Parkinson-White）症候群：上室頻拍を疑う症状，所見がある場合など．

⑥完全右脚ブロック：合併心疾患がある，左軸偏位または PR 時間の延長を合併する，に該当する場合など．

⑦房室ブロック：2 度，3 度の房室ブロックでは原則要精密検診，1 度房室ブロックでは，運動負荷により PR 時間が正常化しない場合など．

📖 文献

1）馬場國藏，他．：学校心臓検診調査票の項目，日小循誌　2004；20：50-1.

2）馬場國藏，他．：学校心臓検診二次検診対象者抽出のガイドライン（2006 年改訂）——次検診の心電図所見から—，日小循誌 2006；22：503-13.

3）日本循環器学会，他．：川崎病心臓血管後遺症の診断と治療に関するガイドライン（2013 年改訂版）．2013, http://www.j-circ.or.jp/guideline/pdf/JCS2013_ogawas_h.pdf（閲覧：2018 年 3 月 22 日）.

4）吉永正夫，他．：器質的心疾患を認めない不整脈の学校生活管理指導ガイドライン（2013 年改訂版），日小循誌　2013；29：277-90.

（泉田　直己）

Q14 要精密検査と判定された児童・生徒およびその保護者への指導のポイントを教えてください

Point

● 要精密検査と判定された児童・生徒およびその保護者へは，受診の必要性，受診までの配慮と暫定的な管理指導，受診結果によるその後の管理指導が重要である．

Key Words 要精密検査，暫定生活管理指導区分，診療情報提供書

要精密検査の目的[1]

学校心臓検診の1次検診で有所見となった場合には，要精密検査として2次以降の検診を受けることになります．2次以降の検診では，原則として専門医による検診が行われ，さらに，実施される検査項目は1次検診の所見により個人ごとに異なることになります．要精密検査判定の目的は，心疾患の有無を含めた正確な診断や重症度の評価により生活管理指導区分を確定することによって，検診の実施目標を達成することです．

要精密検査対象者への対応[1, 2]

要精密検査として2次以降の検査を受ける児童・生徒およびその保護者への指導は，次の点がポイントと考えられます．

1. 受診の必要性

要精密検査として2次以降の検診の受診目的は上記の通りですが，1次検診でこのような判定をされた児童・生徒は，何らかの所見があったためであり，実際に心疾患などを有している可能性が高くなります．したがって，一層受診することが重要となりますので，学校医，養護教諭，検診機関が連携して，対象となる児童・生徒およびその保護者に必要性を説明するとよいと思います．養護教諭は，代表的な心疾患についての2次以降の検診での取り扱いについて理解しておくとその際の指導に役に立ちます．受診時期については，集団的2次検診などで日時が指定されている場合を除いて，できるだけ早期の受診が勧められます．特に，**Q11**の**表1**に該当する所見により抽出された場合には，速やかな受診が望まれます．

2. 児童・生徒および保護者に対する受診までの配慮

要精密検査と判定された児童・生徒およびその保護者は，強い不安を持つことが多いと考えられます．また，学校でも最終結果が判明するまでの学校生活での扱いや指導についても迷う場合があります．

2次以降の検診，特に要精密検査（専門医療機関受診）と判定された場合には，受診後の管理指導区分が確定するまでの間のために，それまでの検査結果などから判定した暫定生活管理指導区分が定められることがあります．精密検査が終了し，心疾患の有無を含めた正確な診断や重症度の評価により最終的な生活管理指導区分が確定するまでは，日常生活や学校生活はそれに従うように説明，

指導するとよいと思われます.

3. 精密検査の結果の伝達

　要精密検査の判定により2次以降の検診を担当する専門医は，1次検診で指摘された所見，精密検査の目的を十分に把握する必要があります．その上で，受診した児童・生徒および保護者に，受診の理由，検査の結果，ならびに判定をわかりやすく伝え，場合によっては専門医療機関などでのさらなる検査や継続的な診療が必要であることを説明します．

➕ 要精密検査と判定された児童・生徒およびその保護者への指導の実際

　1次検診で心室期外収縮のため2次検診を行い，運動負荷後心室期外収縮の連発がみられ要精密検査と判定された場合の対応の例を示します．

　2次検診の結果，精密検査が必要と判定されると児童・生徒およびその保護者に，検診結果通知書とともに①診療情報提供書，②学校生活管理指導表，③精密検査担当医療機関の外来担当医への説明文，④心電図のコピーなどの資料（必要な場合のみ），⑤心臓精密検査を受けるにあたっての注意事項，⑥小児循環器の専門医師の診察が受けられる紹介医療機関一覧を渡します．

　この例では，①には心臓検診担当者により2次検診で運動負荷後に心室期外収縮の連発がみられたことを記載，②には暫定的な生活管理指導区分判定を記載，③には心臓検診の1次，2次検診で行った項目（心電図，胸部X線，運動負荷心電図）と精密検査後の最終判定結果報告の依頼を記載，④には参考資料として負荷後の期外収縮が連発している心電図のコピーを作成し，受診時の持参書類とします．その他，⑤の文書には学校心臓検診の結果により精密検査が必要と判定されたことを通知するとともに，速やかな専門医療機関受診を勧め，受診するまでは暫定管理指導区分に従うこと，医療機関の選択には⑥の一覧を参考とした上で受診すること，受診にあたっては，受診当日の持参書類（①〜④），保険診療となるので保険証を持参すること，最終結果を学校に報告すること，などの注意点が記載されています．あわせて養護教諭，担任とも情報を共有し，早期の医療機関受診について指導していただくことを依頼します．

📖 文献

1) 日本学校保健会：学校心臓検診の実際 ―平成24年度改訂―. 日本学校保健会，2013：79.
2) 東京都医師会：都立学校心臓検診マニュアル（学校医養護教諭用）平成24年度改訂版. 2012：27-8.

（泉田　直己）

Q15 「学校生活管理指導表」を作成する際の注意点を教えてください

⊕ Point

- 学校生活管理指導表は，主治医もしくは検診担当医が学校での生活管理の指標を示し，学校生活を適切に送ることができるよう学校に提示するものである.
- 各疾患に対する管理指導は『2016年版学校心臓検診のガイドライン』を基に検診を担当した医師，もしくは主治医が決定する.

🔑 Key Words　学校生活管理指導表，管理指導区分，運動強度

⊕ 学校生活管理指導表の目的[1, 2]

学校心臓検診で異常（病気）がみつかった場合，またすでに診断，治療を受けている場合，その程度により学校生活に制限が必要となることがあります.「学校生活管理指導表」は，主治医もしくは検診担当医が学校での生活管理の指標を示し，学校生活を適切に送ることができるよう学校に提示するものです. 学校生活管理指導表では，教科体育に掲げられている全運動種目を取り上げ，その種目への取り組み方によって強度を分類しています.

⊕ 管理指導区分

学校生活管理指導表は，小学校と中学校・高等学校では，運動種目の呼称等が大きく異なるため，小学生用（図1）と中・高校生用（図2）に分けて作成されています.

指導表の内容は表1の通りです.

⊕ 運動強度の定義

1. 軽い運動

同年齢の平均的児童・生徒にとって，ほとんど息が弾まない程度の運動. 球技では，原則として

表1 学校生活管理指導表の内容

①診断名：診断された病名あるいは所見.
②指導区分：管理不要あるいは要管理（A～E）を示す.
　なお，A～Eは次のように区分される.
　A：在宅医療・入院が必要.
　B：登校はできるが運動は不可.
　C：「同年齢の平均的児童・生徒にとっての」軽い運動には参加可.
　D：「同年齢の平均的児童・生徒にとっての」中等度の運動も参加可.
　E：「同年齢の平均的児童・生徒にとっての」強い運動も参加可.
③運動クラブ活動（クラブ名）の可・禁.
④次回受診について.

（日本循環器学会，他. 循環器病ガイドラインシリーズ2016年版：学校心臓検診のガイドライン. 2016. http://www.j-circ.or.jp/guideline/pdf/JCS2016_sumitomo_h.pdf（閲覧：2018年5月24日）より作成）

（平成23年度改訂）

学 校 生 活 管 理 指 導 表 （小学生用）

氏名 _____　男・女　平成　　年　　月　　日生（　　）才

①診断名（所見名）

小学校	年	組

②指導区分　要管理：A・B・C・D・E　不要

③運動区分　運動クラブ活動

④次回受診　（　　）カ月後　または異常があるとき

平成　　年　　月　　日

医療機関

医　師　　　　　　　　印

【指導区分：A…在宅医療・入院が必要　B…登校はできるが運動は不可　C…軽い運動は可　D…中等度の運動まで可　E…強い運動も可】

体育活動		運動強度	軽い運動（C・D・Eは"可"）	中等度の運動（D・Eは"可"）	強い運動（Eのみ"可"）
体つくり運動	体ほぐしの運動・多様な動きをつくる運動遊び	1・2年生	体のバランスをとる運動遊び（寝転ぶ、起きる、座る、立つなどの動きで構成される遊びなど）	用具を操作する運動遊び（用具を持つ、降ろす、回す、転がす、くぐるなどの動きで構成される遊び）	体を移動する運動遊び（這う、走る、跳ぶ、はねるなどの動きで構成される遊び）
	体ほぐしの運動・多様な動きをつくる運動	3・4年生	体のバランスをとる運動（寝転ぶ、起きる、座る、立つ、ケンケンなどの動きで構成される運動など）	用具を操作する運動（用具をつかむ、持つ、回す、降ろす、なわなどの動きで構成される運動など）	力試しの運動（人を押す、引く動きや力比べをする動きで構成される運動遊び）／基本的な動きを組み合わせる運動
	体ほぐしの運動・体力を高める運動	5・6年生	体の柔らかさを高める運動（ストレッチングを含む）、軽いウォーキング	巧みな動きを高める運動（リズムに合わせての運動）	時間やコースを決めて行う全身運動（なわ跳び、持久走）
陸上運動系	走・跳の運動遊び	1・2年生	いろいろな歩き方、ゴム跳び遊び	ケンパー跳び遊び	全力でのかけっこ、折り返しリレー遊び（低い障害物を用いてのリレー遊び）
	走・跳の運動	3・4年生	ウォーキング、軽い立ち幅跳び	ゆっくりとしたジョギング、軽いジャンプ動作（幅跳び・高跳び）	全力でのかけっこ、周回リレー（小型ハードル走　低い位置でのハードル走）
	陸上運動	5・6年生		上記のジョギング、ハードル走	全力での短距離走、ハードル走、幅跳び及び走り高跳び
ボール運動系	ゲーム（ゴール型・ネット型・ベースボール型ゲーム（中学年））	1・2年生	その場でボールを投げたり、ついたり、捕ったりしながら行う的当て遊び	ボールを蹴ったり止めたりして行う蹴游び、ボールを使って相手とかかわる運動遊び	ゲーム（試合形式）
	ボール運動	3・4年生	基本的な操作（パス、キャッチ、キック、ドリブル、シュート、バッティングなど）	簡易ゲーム（場の工夫、用具の工夫、ルールの工夫を加え、基本的操作を踏まえたゲーム）	
		5・6年生			
器械運動系	器械・器具を使っての運動遊び	1・2年生	ジャングルジムを使った運動遊び	雲梯、ろく木を使った運動遊び	マット、鉄棒、跳び箱を使った運動遊び
	器械運動（マット、鉄棒、跳び箱）	3・4年生	基本的な動作（マット（前転、後転）、鉄棒、跳び箱（開脚跳びなどの部分的な動作））	基本的な技（マット（前転、後転、壁倒立、補助倒立など）、鉄棒、跳び箱（短い助走での開脚跳びなど））	連続技や組合せの技
		5・6年生	鉄棒（前回り下がり、転向前下りなどの部分的な動作）	鉄棒（補助逆上がり、前方支持回転、後方支持回転などの部分的な動作）	
水泳系	水遊び	1・2年生	水あそび、もぐる遊び（水につかっての水かけっこ、水につかっての電車ごっこなど）	浮く、もぐる遊び（壁を蹴ってのもぐる、水中でのジャンケン・にらめっこなど）	水につかって移動する遊び
	浮く・泳ぐ運動	3・4年生	浮く運動（伏し浮き、背浮き、くらげ浮きなど）	泳ぐ動作（ばた足、かえる足など）	補助具を使ったクロール、平泳ぎのストロークなど
	水泳	5・6年生	泳ぐ運動（伏し浮き、背浮き、くらげ浮きなど）	泳ぐ動作（連続したボビング、けのびなど）	クロール・平泳ぎ
表現運動系	表現リズム遊び	1・2年生	まねっこ遊び（飛行機、昆虫、恐竜、動物など）	まねっこ遊び（飛行機、風車、遊園地の乗り物など）	リズム遊び（弾む、回る、ねじる、スキップなど）
	表現運動	3・4年生	その場での即興表現	軽いリズムダンス、フォークダンス、日本の民踊の簡単なステップ	変化のある動きをつくった表現、激しい表現
		5・6年生			強い動きのある日本の民踊
雪遊び、氷上遊び、スキー、スケート、水辺活動			雪遊び、水上遊び	スキー、スケートの歩行、水辺活動	スキー・スケートの滑走など

文化的活動、その他の活動	体力を必要とする長時間の活動をほとんど除く文化活動

その他注意すること

▼運動会、体育祭、球技大会、スポーツテストなどは上記の運動強度に準ずる

▼指導区分、"E"以外の児童の遠足、宿泊学習、修学旅行、林間学校、臨海学校などの参加について不明な場合は学校医・主治医に相談する

▼陸上運動系・水泳系の距離（学年により異なる）については、学習指導要領等を参照して学校医・主治医と相談する

定義
《軽い運動》同年齢の平均的児童にとって、ほとんど息がはずまない程度の運動
《中等度の運動》同年齢の平均的児童にとって、少し息がはずむが息苦しくない程度の運動
《強い運動》同年齢の平均的児童にとって、息がはずみ息苦しさを感じるほどの運動

＊体つくり運動：レジスタンス運動（等尺運動）を含む

図1 学校生活管理指導表（小学生用）

（日本学校保健会：学校心臓検診の実際 ―平成24年度改訂― . 日本学校保健会, 2013：84-113 より引用）

Chapter 2 学校心臓検診の実施にあたって知っておきたいこと

（平成23年度改訂）

学校生活管理指導表（中学・高校用）

氏名 ＿＿＿＿＿　男・女　昭和・平成　年　月　日生（　）才　　中学校／高等学校　年　組　　平成　年　月　日

①診断名（所見名）	②指導区分 要管理：A・B・C・D・E　管理不要	③運動部活動 可（ただし、　　部）禁	④次回受診 （　）年（　）ヵ月後 または異常があるとき	医療機関 医　師　印

[指導区分：A…在宅医療・入院が必要　B…登校はできるが運動は不要　C…軽い運動は可　D…中等度の運動まで可　E…強い運動も可]

運動領域等		軽い運動（C・D・Eは"可"）	中等度の運動（D・Eは"可"）	強い運動（Eのみ"可"）
体つくり運動	*体ほぐしの運動／体力を高める運動	仲間と交流するための手軽な運動、律動的な運動、基本の運動（投げる、打つ、捕る、蹴る、跳ぶ）	体の柔らかさおよび巧みな動きを高める運動、力強い動きを高める運動、動きを持続する能力を高める運動	最大限の持久運動、最大限のスピードでの運動、最大筋力での運動
器械運動	（マット、跳び箱、鉄棒、平均台）	準備運動、簡単なマット運動、バランス運動、簡単な跳躍	簡単な技の練習、助走からの支持、ジャンプ・基本的な技（回転系の技を含む）	演技、競技会、発展的な技
陸上競技	（競走、跳躍、投てき）	基本動作、立ち幅跳び、負荷の少ない投てき、軽いジャンピング（走ることは不可）	ジョギング、短い助走での跳躍	長距離走、短距離走の競走、競技、タイムレース
水泳	（クロール、平泳ぎ、背泳ぎ、バタフライ）	水慣れ、浮く、伏し浮き、け伸びなど	ゆっくりな泳ぎ	競泳、遠泳（長く泳ぐ）、タイムレース、スタート・ターン
球技	ゴール型（バスケットボール、ハンドボール、サッカー、ラグビー）	基本動作（パス、シュート、ドリブル、フェイント、リフティング、トラッピング、スローイング、キッキング、ハンドリングなど）	基本動作を生かした簡易ゲーム（ゲーム時間、コートの広さ、用具の工夫などを取り入れた連携プレー、攻撃・防御）	簡易ゲーム・ゲーム・応用練習・競技
	ネット型（バレーボール、卓球、テニス、バドミントン）	基本動作（パス、サービス、レシーブ、トス、フェイント、ストローク、ショットなど）		
	ベース型（ソフトボール、野球）	基本動作（投球、捕球、打撃など）		
	ゴルフ	基本動作（軽いスイングなど）	クラブで球を打つ練習	
武道	柔道、剣道、相撲	礼儀作法、基本動作（受け身、素振り、さばきなど）	基本動作を生かした簡単な技・形の練習	応用練習、試合
ダンス	創作ダンス、フォークダンス、現代的なリズムのダンス	基本動作（手ぶり、ステップ、表現など）	基本動作を生かした動きの激しさを伴わないダンスなど	各種のダンス発表会など
野外活動	雪遊び、氷上遊び、スキー、スケート、キャンプ、登山、遠泳、水辺活動	水・雪・氷上遊び	スキー、スケートの歩行やゆっくりな滑走平地歩きのハイキング、水に浸かり遊ぶなど	登山、遠泳、潜水、カヌー、ボート、サーフィン、ウインドサーフィンなど
文化的活動		体力の必要な長時間の活動を除くほとんどの文化活動	右の強い活動を除くほとんどの文化活動	体力を相当使って吹く楽器（トランペット、トロンボーン、オーボエ、バスーン、ホルンなど）、リズムのかかる速い曲の演奏や指揮、行進を伴うマーチングバンドなど
学校行事、その他の活動		▶運動会、体育祭、球技大会、スポーツテストなどは上記の運動強度に準ずる。 ▶指導区分、E以外の生徒の遠足、宿泊学習、修学旅行、林間学校、臨海学校などの参加について不明な場合は学校医・主治医と相談する。		

定義：
《軽い運動》同年齢の平均的生徒にとって、ほとんど息がはずまない程度の運動。
《中等度の運動》同年齢の平均的生徒にとって、少し息がはずむが息苦しくない程度の運動。パートナーがいれば楽に会話ができる程度の運動。
《強い運動》同年齢の平均的生徒にとって、息がはずみ息苦しさを感じるほどの運動。
*体力を高める運動：レジスタンス運動（等尺運動等）を含む。

その他注意すること

図2 学校生活管理指導表（中学・高校生用）

（日本学校保健会：学校心臓検診の実際 —平成24年度改訂—. 日本学校保健会, 2013：84-113 より引用）

表2 活動の種類

①運動領域等
　小学生用：体つくり運動（レジスタンス運動（等尺運動）を含む），陸上運動系，ボール運動系，器械運動系，水泳系，表現運動系，雪遊び，氷上遊び，スキー，スケート，水辺活動．
　中学・高校生用：体つくり運動（レジスタンス運動（等尺運動）を含む），器械運動，陸上運動，水泳，球技（ゴール型，ネット型，ベースボール型，ゴルフ），武道（柔道，剣道，相撲），ダンス（創作ダンス，フォークダンス，現代的なリズムのダンス），野外活動（雪遊び，氷上遊び，スキー，スケート，キャンプ，登山，遠泳，水辺活動）．
②文化的活動．
③学校行事，その他の活動．

（日本循環器学会，他．循環器病ガイドラインシリーズ 2016 年版：学校心臓検診のガイドライン．2016．http://www.j-circ.or.jp/guideline/pdf/JCS2016_sumitomo_h.pdf（閲覧：2018 年 5 月 24 日）より作成）

フットワークを伴わないもの．レジスタンス運動（等尺運動）は軽い運動には含まれません．

2. 中等度の運動

　同年齢の平均的児童・生徒にとって，少し息が弾むが，息苦しくはない程度の運動．パートナーがいれば楽に会話ができる程度の運動であり，原則として，身体の強い接触を伴わないもの．レジスタンス運動（等尺運動）は「強い運動」ほどの力を込めて行わないもの．

3. 強い運動

　同年齢の平均的児童・生徒にとって，息が弾み息苦しさを感じるほどの運動．等尺運動の場合は，動作時に歯を食いしばったり，大きな掛け声を伴ったり，動作中や動作後に顔面の紅潮，呼吸促迫を伴うほどの運動．

　上記 2. の指導区分と 3. の運動クラブの可・禁を組み合わせて，たとえば D－禁（中等度の運動は可だが運動クラブ活動は禁）とか，E－可（強い運動も運動クラブ活動も可）というような表示がなされます．検査中で，最終的な診断までに時間がかかる場合には，暫定的に指導表が発行される場合もあります．

➕ 運動強度と学校活動

　学校生活管理指導表（図 1，2）に，軽い運動（管理指導区分 C，D，E は可），中等度の運動（D，E は可），強い運動（E のみ可）において可能なものの具体例を示しています．各運動および文化的活動は表 2 のように分けて記載してあります．

📖 文献

1）　日本循環器学会，他．：2016 年版学校心臓検診のガイドライン．2016．http://www.j-circ.or.jp/guideline/pdf/JCS2016_sumitomo_h.pdf（閲覧：2018 年 5 月 24 日）．
2）　日本学校保健会：学校心臓検診の実際 ―平成 24 年度改訂―．日本学校保健会，2013；84-113.

（住友　直方）

Q16 小学校での心臓検診実施の際の留意点を教えてください

Point
- 学校心臓検診では無症状，または症状に気付かれていない心疾患がみつかる.
- 遺伝性不整脈や心筋症では，若年での突然死の家族歴や失神の既往などの問診が重要である.
- 小学校 1 年生の心電図では V_4 誘導の位置の確認，頻脈時の QT 時間補正法の留意が必要である.

Key Words　V_4T 波，遺伝性不整脈，Fridericia 補正

学校心臓検診で見つかる疾患

小学校 1 年生で初めて心電図検査を受ける児童が大半です．就学前に症状のない心電図異常がみつかってきます．それは心雑音が目立たない先天性心疾患，心筋症の一部，遺伝性不整脈で不整脈発作がこれまでになかった場合，その他無症候性不整脈などです．先天性心疾患では心房中隔欠損や部分肺静脈還流異常が検診でみつかる重要な疾患です．また心筋症初期に心電図異常（異常 Q 波や ST-T 異常など）が先行してみつかる場合もあります.

また QT 延長症候群に代表される遺伝性不整脈がありますが，これは心臓検診調査票とあわせて判定します．特に失神・意識消失やけいれんの既往，30 歳以下での若年での突然死の家族歴の有無に留意します.

小学校 1 年生の心電図記録の留意点

小学校 1 年生の心電図記録では V_4 の位置が重要です．体格が小さく V_4 の電極位置が少し内側になるだけで V_4T 波が陰性になることがしばしばあります．V_4 は鎖骨中線上ですが，誤って乳腺を目安に電極を貼ることがあり，V_4 の陰性 T 波が小学校 1 年生のあるクラスで多発して要精検者が過剰となることがありました．これは現場の検査技師への事前の教育によって改善が可能です.

小学校 1 年生は心拍数の高い児童や，じっとできずに筋電図やハム（交流障害）が混じる児童が少なくありません．心拍数が高いと QTc 時間が Bazzet 補正（QTc（B）＝QT 時間 /$RR^{1/2}$）では過剰評価されてしまうため，Fridericia 補正（QTc（F）＝QT 時間 /$RR^{1/3}$）の評価のほうが適しています.

その他

学校心臓検診は 1 年生に義務付けられていますが，小学校 1 年生の次は中学校 1 年生まで 6 年の間隔が空きます．一部の自治体では自主的に小学校 4 年生も検診対象としていますが，大部分の地域は 1 年生のみです．その間に発症する心疾患は稀ですが，症状があって医療機関を受診して初めてみつかることになります.

（岩本　眞理）

Q17 中学校・高等学校での心臓検診実施の際の留意点を教えてください

✚ Point

- 問診票の記入は被験者本人と家族が協力して正確に記入してもらい，結果の説明は本人にもわかりやすく伝える．
- 運動習慣のある中高生の運動負荷試験は心拍数（HR）＞150拍/分を目標に十分な負荷をかける．
- 学年別，男女別の心電図基準値を判定に用いること．
- 中高生にはアスリートが多い．アスリートにみられる生理的適応の心電図所見を理解する．
- 中高生で初めて診断される先天性心疾患も稀ながらある．心房中隔欠損，大動脈二尖弁，Marfan症候群，大動脈縮窄などに留意する．

Key Words 中学校・高等学校，特有な留意点

✚ 問診票の記入と結果説明の重要性

中学生，高校生になると胸痛，動悸，めまい，失神前暗黒感，易疲労感などの自覚症状は被験者自身の訴えが一番正確です．失神は目撃者のほうが詳細に描写できます．また，既往歴や家族歴は家族でないとわかりません．本人と家族で協力して正確な問診票を記載してもらうようにしましょう．

学校検診をやっていると，正確な心疾患の病名を知らされていない（理解していない）学童によく遭遇します．中高生はもう十分理解できます．検診の結果は家族のみならず，本人にもわかりやすく説明してあげることが，心事故を予防し，不要な運動制限や過度の心配を避ける意味でも大切です．自分の病気のことを理解していない生徒に説明してあげるよい機会になります．

✚ 運動負荷試験では十分な運動負荷を

1次検診で抽出された不整脈やその他の疾患の管理指針を決定するために運動負荷試験やホルター心電図が行われます．特に前者は運動制限の程度，部活動への参加の可否を決めるために重要な検査となります．たとえば運動負荷で減少・消失する期外収縮や正常伝導となる房室ブロックでは運動制限は不要です．しかし，中高生の多くは日頃から運動習慣があるため，マスター2段階試験など検診会場でできる簡便な方法では十分な負荷とならないことがあります．最大心拍数（heart rate：HR）＞150拍/分を目標として，十分な負荷をかける必要があります．必要な場合は病院でトレッドミルなどを用いて再検査しましょう．

✚ 心電図指標の基準値は成長に伴って変化し，男女差が出現してくる

1. 心電図の基本的指標の年齢差

中高生では小学生に比べてRR間隔，PR時間，QRS時間は延長しますので，それぞれの標準値

表1 接線法による QT 延長のスクリーニング
基準（Fridericia 補正による QTc 値）

小学 1 年	男児	0.43 秒
同	女児	0.43 秒
中学 1 年	男子	0.44 秒
同	女子	0.44 秒
高校 1 年	男子	0.44 秒
同	女子	0.45 秒

（Hazeki D, et al.：Circ J 2010；74：1663-9，日本循環器学会，他．循環器病ガイドラインシリーズ 2016 年版：学校心臓検診のガイドライン．2016. http://www.j-circ.or.jp/guideline/pdf/JCS2016_sumitomo_h.pdf（閲覧：2018 年 5 月 22 日）より引用）

に基づいた判定が必要となります．たとえば洞徐脈は遺伝性不整脈においても重要な診断契機となりますが，小学生：HR＜45 拍/分，中高生：HR＜40 拍/分が抽出の目安となります．

PR 時間の延長（1 度房室ブロック）は小学生では＞0.24 秒を抽出基準としますが，中高生では＞0.28 秒とします．各学年で男女差はほとんどありません．

QRS 幅は小学生では＜0.10 秒，中高生では＜0.12 秒が正常です．たとえば完全右脚ブロックとして抽出するのは，V_{3R} ～ V_2 誘導で rsR' または rSR' パターンを示し，QRS 幅が小学生では≧0.10 秒，中高生では≧0.12 秒となります．

2. 心電図指標の男女差

中高生，特に思春期になると心電図指標の男女差が明らかとなってきますので，心電図判定に際しては留意する必要があります．男女差の原因には性ホルモンの影響や体形の変化があります．

P 波については，右房負荷の判定に用いる II 誘導の P 波高は各学年で有意な男女差はなく，PII ≧0.3 mV を抽出基準に用いることができます．左房負荷の判定に用いる V_1 誘導 P 波後半の深さは高校生になると男性がやや深くなります．

R 波高は心室肥大の判定基準として重要です．特に左室肥大の判定に用いる RV_5，RV_6 の振幅は，小学生では差がありませんが，中高生では男子のほうが明らかに高くなります．また，興味深いことに女子では RV_1 ～ RV_6 を通じて小学校 1 年生，中学校 1 年生，高等学校 1 年生と学年が進むにつれて低振幅となります．これは体形の変化によるものと考えられます．

QT 時間は男性よりも女性のほうがやや長い傾向があることが知られています．これには性ホルモンが関与すると考えられていて，思春期になるとその傾向が出てきます（エストラジオールは QT を延長させ，テストステロンやプロゲステロンは QT を短縮させます）．QTc 延長の抽出基準は**表 1** の通りで，高校生では男女で異なります．

✚ 中高生アスリートにみられる心電図所見

アスリートという言葉の明確な定義はありませんが，日常的に競技的スポーツまたは一定以上の強度を持ったレクリエーションスポーツに参加している運動選手のことを指します．中高生，特に高校生のなかにはアスリートといえる者が大勢含まれていて，トレーニングに対する生理的な適応現象としての心電図所見がみられることがあります．小学生でこのような所見があらわれることは稀です．重要なことは，アスリートにみられる適応現象としての心電図所見と，トレーニングとは

表2 アスリートにみられる正常な心電図所見

1. 洞徐脈（≧30拍/分）
2. 洞不整脈
3. 異所性心房調律
4. 結節性補充調律
5. 1度房室ブロック（PR間隔＞200ミリ秒）
6. Wenckebach型2度房室ブロック
7. 不完全右脚ブロック
   電位基準のみを満たす左室肥大（ただし，左房肥大，左軸偏位，ST低下，陰性T波，異常Q波などのnon-voltage criteriaを伴う場合は除外する）
8. 早期再分極（ST上昇，J点上昇，J波またはQRS波終末のスラー）
9. 黒人/アフリカ人アスリートにみられるV_1〜V_4誘導の凸型（ドーム型）T波と陰性T波

（Drezner JA, et al.：Br J Sports Med 2013；47：122-4, 日本循環器学会，他. 循環器病ガイドラインシリーズ2016年版：学校心臓検診のガイドライン. 2016. http://www.j-circ.or.jp/guideline/pdf/JCS2016_sumitomo_h.pdf（閲覧：2018年5月22日）より引用）

直接関係のない病的所見を鑑別することです．それは必ずしも容易ではありません．アスリートにみられる代表的な心電図所見について**表2**を述べますが，詳細は別項目（**Q41**）を参照してください．

✚ 中高生で初めて診断される先天性心疾患

ほとんどの先天性心疾患は乳幼児期に診断されています．心房中隔欠損も中高生で初めて診断されることは稀ですが，なかには心雑音がほとんど聞こえない例や典型的な不完全右脚ブロック所見がない例があります．また，大動脈二尖弁症は次第に大動脈弁逆流，左室肥大，上行大動脈の拡張が進んできて診断されることがあります．Marfan症候群は成人になるにつれて典型的な臨床像を呈し，大動脈基部拡張，大動脈弁逆流が進行してきます．上肢高血圧を契機に発見される大動脈縮窄もあります．中学校1年生・高等学校1年生の検診で漏れると，未診断のまま成人になってしまう可能性が高いので，否定できない時は精査することが重要です．

📖 文献 ....

・日本循環器学会，他.：2016年版学校心臓検診のガイドライン. 2016. http://www.j-circ.or.jp/guideline/pdf/JCS2016_sumitomo_h.pdf（閲覧：2018年5月22日）.

（堀米　仁志）

Q18 | 1次検診および2次以降の検診の判定の際に見逃しやすい所見や疾患はありますか?

Point

- 突然死の原因となるカテコラミン誘発多形性心室頻拍は安静時には異常所見に乏しい.
- QT延長症候群の遺伝子異常を持つ症例でも,QT時間が明らかに長くないことがある.
- 心房中隔欠損は短絡量が多くても,必ずしも不完全右脚ブロックなどの異常所見はない.

Key Words カテコラミン誘発多形性心室頻拍

異常所見のない疾患

1次検診,2次検診で行われる心電図,胸部X線,心エコーなど一般的な検査では異常所見のみられない心疾患は多数あり,検診での発見は困難です.それらのほとんどは病的意義の小さい疾患ですが,なかには注意を要する疾患があります.

1. カテコラミン誘発多形性心室頻拍(catecholaminergic polymorphic ventricular tachycardia: CPVT)

突然死予防の観点からは,非常に稀ではありますが,CPVTという疾患を知っておく必要があります.運動や情動でのストレスで不整脈が誘発される致死性の遺伝性不整脈で,突然死の原因として注目されています(→ Q30参照).安静時心電図では徐脈傾向を呈することはありますが,正常範囲内であることも多くあります.運動時の失神の既往歴,若年死亡の家族歴がある児については CPVTの可能性を考慮する必要があります.運動負荷心電図で特徴的な二方向性心室期外収縮/心室頻拍が誘発され診断されることもありますが,必ずしも誘発されるわけではなく,カテコラミン負荷試験や遺伝子検査が必要になることもあります(図1).学校生活中の死亡の原因となり得る CPVTを検診システムのなかで発見することは,現在の学校心臓検診において重要な課題となっています.

異常所見が間歇的に出現する疾患

間歇的に異常所見が出現する疾患は,当然ですが,検診受診時に異常がなければ疾患の発見は困難です.

1. 間歇性完全右脚ブロック,間歇性 Wolff-Parkinson-White(WPW)症候群

これらの疾患では特に症状もないために問診から疑われることもなく,見逃されることがあります.

2. 期外収縮

検診で数多く発見される心室期外収縮,上室期外収縮も,受診時の児の緊張の程度によって頻度は増減します.頻度が高く,罹患期間が長い児ほど,期外収縮での自覚症状に乏しい,ということは数多く経験します.心室期外収縮のほとんどが病的意義の小さいものですが,なかには器質的心

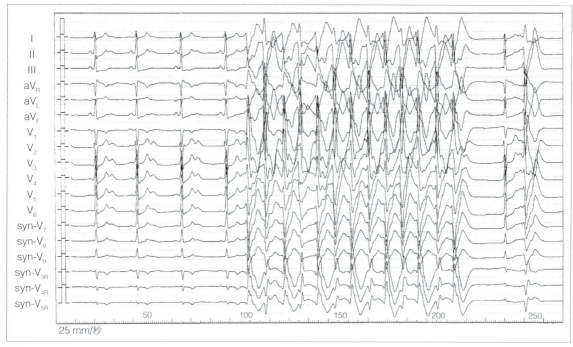

図1 カテコラミン負荷試験

エピネフリン 0.4 μg/kg/ 分の投与で U 波が目立つようになり，二方向性心室頻拍が誘発された．*RyR2* 遺伝子異常が検出され，CPVT と診断された．

疾患に合併して出現するものがあります．流出路起源（下方軸，左脚ブロックパターン）または左脚後枝領域起源（上方軸，右脚ブロックパターン）以外の波形の場合は，非常に稀ですが，不整脈源性右室心筋症等の器質的心疾患がないかなどの検索が必要です．

➕ 異常所見が乏しい疾患

一見すると正常だが，実は異常であった，というものもあります．

1. 異所性心房頻拍

検診受診時には精神的に緊張しており，洞頻脈を呈する児は多くみられます．心拍数の高い児においては，心拍数の低い異所性心房頻拍との鑑別が必要です．緊張による洞頻脈では P 波は I，II 誘導で陽性，V_1 で二相性を呈しますが，異所性心房頻拍では P 波形が異なります．遅い心房頻拍は自覚症状が乏しいことが多いのですが，持続しているものでは頻拍誘発性心筋症の原因となることがあります．

2. 洞不全症候群

年齢不相応の徐脈の場合には，洞不全症候群がないかを疑う必要があります．運動を激しく行っている児では，迷走神経が優位になることで徐脈傾向となります．その児の活動性がどの程度なのかを把握し，診断する必要があります．

3. QT 延長症候群

遺伝子検査の進歩により，病的な QT 延長症候群の遺伝子異常を持っていても QT 延長がなかったり，境界域の QT 延長を呈する症例が多数いることがわかってきました．失神の既往歴，若年死亡の家族歴の聴取が重要です．運動負荷による心拍上昇時の QT 時間の短縮がどの程度か，などが

診断のヒントになることがあります．QT 時間が長くない症例では心室性不整脈が出現するリスクは低いと考えられていますが，遺伝子異常を持つキャリアでは QT 延長が明らかではなくても不整脈のリスクはゼロではなく，運動をどこまで許容するかは議論があります[1]．

⊕ 進行する疾患

年齢が上がるとともに病態が進行する疾患については，異常所見も徐々に出現してくることがあります．

1. 心房中隔欠損

現在は先天性心疾患のほとんどが乳児期に発見されますが，学校心臓検診で発見されることがある，数少ない先天性心疾患の 1 つです．欠損孔は生下時からありますが，徐々に短絡量が増え，その結果として異常所見が出現してくることになります．したがって，短絡量の少ない心房中隔欠損を検診で発見することは困難です．また，短絡量の多い心房中隔欠損でも，心電図で不完全右脚ブロックなどの典型的な所見がないことも数多く経験します（→ **Q33** 参照）．

2. 心筋症

左室肥大などの心電図所見から肥大型心筋症が発見されることがあります．病初期には心電図変化はなかったり，非特異的な心電図変化のみのこともあります．現在，心電図での抽出基準確立に向けての研究が進められています（→ **Q31** 参照）．

3. 特発性肺動脈性肺高血圧

肺高血圧の進行に伴い右室肥大が進行し，学校心臓検診で発見されることがあります．しかし，肺血管の病変が進行してから肺血管抵抗が上昇してくるため，病初期で発見することは困難であると考えられています（→ **Q39** 参照）．

4. Brugada 症候群

成人で数多く発見される Brugada 症候群では，V_1 誘導の特徴的な coved 型の ST 上昇が特徴的です．遺伝性不整脈と考えられていますが，小児期に発症することは極めて稀で，必ずしも心電図変化はなく，学校心臓検診での検出は困難です（→ **Q30** 参照）．

⊕ 検診システムによる違い

1. 心電図の誘導の違い

検診システムによっては省略 4 誘導が用いられています．多くの不整脈などは問題なく診断が付きますが，12 誘導と異なり $V_2 \sim V_5$ の情報が欠落するため，心房中隔欠損でみられる V_4 の孤立性陰性 T 波などが見逃される可能性があります．

📖 文献

1) Aziz PF, et al.：Sports participation in long QT syndrome. Cardiol Young 2017；27：S43-S48.

（加藤　愛章）

Chapter 3

学校心臓検診の実施後に
知っておきたいこと

Q19 心疾患を持つ児童・生徒やその保護者に対する日常生活における指導のポイントを教えてください

Point

- 心不全・肺高血圧などの重症例では運動禁止となる.
- 運動制限の程度は「学校生活管理指導表」を示して説明する.
- 心室中隔欠損などでは感染性心内膜炎の予防について指導する.
- 利尿薬・抗凝固薬などの投与例への注意点を述べる.
- チアノーゼ性先天性心疾患の日常生活での注意点について解説する.

Key Words　運動制限，感染性心内膜炎，ワルファリン

運動制限について

　心疾患の種類や重症度によって運動制限がどの程度必要になるか異なってきます. 心不全や肺高血圧では運動禁止または軽い運動までの制限となりますが，心疾患において軽症例では過剰な運動制限をしないことも大切です. 通常の体育授業の範囲は可能でも，特に強い運動で症状の増悪が想定される場合は，学校生活管理指導表でD（中等度の運動まで）区分またはE（強い運動まで）禁区分とします. ただしマラソン不可という指導表を提出することもしばしばあります. 肥大型心筋症や大動脈弁狭窄で運動時の突然死のリスクのある例では，無症状であっても競争やマラソンは制限します.

　また，運動負荷心電図による心電図変化を参考にして運動制限を決めます. 図1に大動脈弁狭窄（左室─大動脈圧較差50 mmHg）の実例を示します. 運動負荷によってST低下を認め，運動中の心内膜下虚血が疑われ，運動制限（学校生活管理指導区分D以上）を要しました.

　さらに，QT延長症候群では水泳を禁止にして溺水を防ぐようにしています.

心室中隔欠損・動脈管開存・弁疾患（狭窄・閉鎖不全）など

　感染性心内膜炎のリスクがあります. う歯の抜歯時に感染予防のため，術前1時間前に抗菌薬を投与し感染性心内膜炎を予防します.

心不全例

　カリウムを含む食品（海藻・果物・野菜など）を摂取することを勧めます. 利尿薬（フロセミド等）によってカリウムが尿中に排出され，低カリウム血症になりやすいからです. 不整脈や2次性QT延長を呈する場合があるため，カリウムは正常範囲内に保つことが重要ですが，そのためには食事からの摂取を促します.

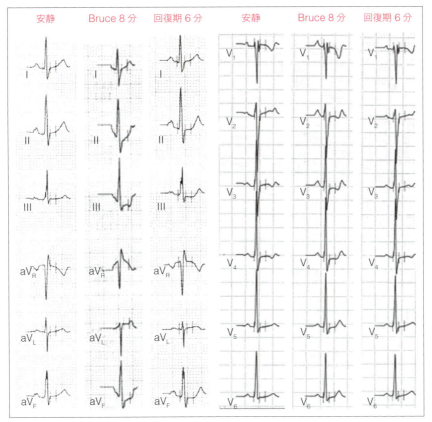

図1 12歳（男子）　大動脈弁狭窄　トレッドミル負荷心電図

🏥 抗血小板薬・抗凝固薬投与例

　血栓予防として内服しているのですが，出血が止まるのに時間がかかるので，強くぶつかるような状況をできるだけ避けるように注意します（高いところから飛び降りる・柔道など）．また，鼻出血時には止血（圧迫・冷却）を長めに行い，出血量が多い場合には医療機関の受診を勧めます．女性で月経過多の例では，抗凝固薬の一時中止や減量を許容します．

🏥 ワルファリン投与例

　ビタミンKを多く含む食品（納豆・クロレラ・青汁・抹茶など）を避けることと，投与量調整のための定期的受診を続けることを伝えます．

🏥 チアノーゼを呈する心疾患の場合

　多くのチアノーゼ性先天性心疾患は就学までに手術で治療されていますが，根治手術まで至らずチアノーゼが残存する例も稀にあります．この場合2次性多血症があり，脱水を伴うと梗塞を起こしやすくなるため，嘔吐・下痢・発熱時や暑い日・運動時にはこまめな水分補給をすることを勧めます．また細菌感染で臓器の膿瘍のリスクがあるため，長引く発熱・創傷の回復が悪い場合は早めの受診を勧めます．

（岩本　眞理）

Q20 児童・生徒の健康管理のために学校長，養護教諭，担任教諭などと緊密な連携を図るためのポイントを教えてください

Point

- 学校現場との連携には，学校心臓検診と救急蘇生対応がある.
- 結果の管理，共有，整合性の確認のためには，検診情報管理カードの運用が重要である.
- 学校での蘇生体制の確立には，学校医を含む医療者，救急隊との連携の下での AED 配備，研修会開催，シミュレーション訓練が重要である.

Key Words 検診情報管理カード，蘇生対策，学校

学校担当者との連携のポイント

　診療現場の立場から，児童・生徒の健康管理のために学校関係者との緊密な連携を図るポイントは，従来からの学校心臓検診に加えて，最近は救急蘇生対応などの学校安全も重要です.

　学校心臓検診とその後の 2 次検診，専門医療機関での診療内容と学校現場の連携は必ずしも容易ではありません. 診療現場では，検診受診者本人の心臓病，川崎病に関する既往歴，症状，以前の学校心臓検診の心電図所見，判定，管理指導区分などを経時的に記録した検診情報管理カードが一部地域で運用されています. これにより，児童・生徒の診療状況，診断，管理指導区分の把握，1次〜3次医療機関受診時の診断，管理指導区分の共有と整合性の確認，経過観察例の医療機関の診療時の所見，方針，管理指導区分の変更などが学校現場との共有につながります. 特に，小学校，中学校からの進学の場合，学校が変わることにより連携が不十分なケースに対応できると思われます. さらに実際の現場では，医療者が学校関係者に運動管理，生活管理などについて直接説明する機会が重要な場合も多いと思われます.

　突然死防止のためには，発症前診断と運動管理，治療など心停止予防に加え，院外心停止時の学校での救急対策が重要です. 突然死は，リスクを伴う慢性心疾患患者の管理・治療にもかかわらず心停止に至る遺残リスク例，学校心臓検診での抽出困難症例，左前胸部への鈍的障害による心臓震盪などの外傷例などで起こり得ます. 学校での蘇生対策は，自動体外式除細動器（automated external defibrillator：AED）の適切な場所への配置と掲示，学校教員など AED を用いた蘇生法の研修会の実施，学校での緊急時のシミュレーション訓練，学校医ないし救急隊との連携が重要です. 医療現場では診療時に蘇生対応の準備状況に関して，学校関係者に直接働きかけることも有効な方法です.

　さらに，地域で心停止例がある程度検討できる県レベルで，学校保健会，医師会，学校関係者，行政関係者が集まる検討会，研修会などを開催し，構造（structure；AED 配備，職員研修率），過程（process；バイスタンダーによる心臓マッサージ率，AED 使用率），成果（outcome；生存率，社会復帰率）などの評価とフィードバックも重要かと考えられます.

（三谷　義英）

Q21 児童・生徒の健康管理のために専門医や関係機関とのスムーズな連携を図るためのポイントを教えてください

✚ Point

- 心疾患を持つ児童・生徒についての情報を家庭，学校，検診機関，専門医療機関で共有することが重要である．
- そのためには学校生活管理指導表，検診情報管理カードなどの活用が望まれる．
- 急変のあり得る疾患に関しては，緊急時の対応法に関する情報も共有されることが望ましい．

🔑 **Key Words** 学校生活管理指導表，検診情報管理カード

✚ 情報共有の重要性

学校心臓検診で検出された心疾患，あるいは既知の心疾患を有する児童・生徒については，その情報を家庭，学校，検診機関，2次以降の専門医療機関相互で共有することが極めて重要です．家庭および学校は，当該児童・生徒の診断名，疾患の性質と危険性の程度，どの程度の運動まで許容すべきか，緊急時の対処法などについて理解しておかなければなりません．また，専門医療機関は当該患者についての情報を明確に記載し，たとえ主治医が不在の場合にも院内の他の医師や医療機関に的確な情報を伝えられるようにしていなければなりません．検診機関は該当児童・生徒についての既往歴の有無を家庭，あるいは必要に応じて専門医療機関から入手することが求められます．また，検診機関は養護教諭へ緊急対応該当者の有無とその詳細を連絡するとともに，専門医療機関に診療情報提供書を発行することが必要です．

✚ 学校生活管理指導表と検診情報管理カード

これらの関係者相互の情報共有を確実にするためには，学校生活管理指導表や検診情報管理カードの活用が有用です．学校生活管理指導表（→ **Q15** 参照）は検診機関，主治医，保護者，学校間の情報共有の手段として従来から用いられてきたものです．本表は基本的に診断書の代わりとも考えてよいものなので，家族が学校から受け取り，主治医が毎年記入するものです．これに書かれた情報は家庭においては家族構成員が，学校においては教職員全員で情報共有してもらうことが必要です．

検診情報管理カードとは，検診受診者の既往歴や自覚症状，以前に受けた心臓検診の心電図所見，判定，管理指導区分などを経年記録したものです．現在のところ一部の地域で試験的に行われている試験的なシステムで，心臓検診の有所見者や2次検診対象者の情報を電子データにより保存し，必要に応じて書面として打ち出し使用するものです．

急変のあり得る疾患に関しては，緊急時の対応法に関する情報も家庭，学校，検診機関，専門医療機関の間で，あるいはそれぞれの内部で共有されなければなりません．

（馬場　礼三，岡村　雪子）

Q22 心疾患を持つ児童・生徒の感染性心内膜炎予防のために必要な保護者への指導のポイントを教えてください

Point

- 感染性心内膜炎とはどのような疾患で，どのようなリスクがあるのかを伝える必要がある．
- 感染性心内膜炎の予防が必要な疾患かを判断する必要がある．
- 予防が必要な医療行為と予防法，罹患した時の症状について説明する必要がある．

Key Words 感染性心内膜炎，予防投薬，抜歯

感染性心内膜炎とはどのような疾患か伝える

感染性心内膜炎は心臓の弁や大血管，心内膜に細菌による疣贅が形成される感染症で，菌血症や弁の破壊，中枢神経系を含むさまざまな臓器への疣贅による塞栓など，多彩な症状を呈する疾患です．とりわけ中枢神経系の合併症は脳梗塞，脳出血など重篤なものが多く，死亡に至る場合もあります．また，それまで手術が不要だった患児でも，感染性心内膜炎により弁機能障害になって心不全を呈する場合や，感染が抵抗性な場合は手術適応となることがあります．この疾患は基礎疾患のない人でも罹患し得ますが，弁膜症や多くの先天性心疾患ではそのリスクが高い疾患といえます．頻度は高くはないものの，こうした合併症の重篤さから，保護者には感染性心内膜炎に対する十分な知識を持ってもらうと同時に，後述する罹患リスクの高い医療行為の前には予防投薬が必要であることを理解してもらうことが重要となります．

感染性心内膜炎の予防が必要な疾患かを判断する

感染性心内膜炎の予防が必要な疾患としては先天性心疾患と弁膜症，人工弁や人工血管などを使った手術をした患児が挙げられます．ただし，こうした患児全員に予防が必要とされているわけでもなく，リスクの高さもある程度分類されています（**表 1**）[1]．まず，人工弁置換を行った患児，複雑性チアノーゼ性先天性心疾患，体循環系と肺循環系の短絡術を行った患児，その他感染性心内膜炎の既往のある患児は重篤な感染性心内膜炎を引き起こす可能性が高く，予防が必要です．また，これらの疾患ほどではないものの，感染性心内膜炎のリスクが高く，予防がよいとされるものとしては，心房中隔欠損を除くほとんどの先天性心疾患，後天性弁膜症，弁逆流を伴う僧帽弁逸脱があります．一方で，心室中隔欠損や動脈管開存といった左右短絡疾患などであっても，心内修復術後で遺残短絡がない場合や逆流のない僧帽弁逸脱は予防が不要とされています．また，心疾患以外の要因として，何らかの疾患でステロイドの大量投与を受けている患児の場合は感染性心内膜炎が重篤化しやすいことも注意をしておく必要があります．

表1 小児／先天性心疾患における感染性心内膜炎の基礎疾患別リスク

1. 高度リスク群（感染しやすく，重症化しやすい患者）

・人工弁術後
・感染性心内膜炎の既往
・姑息的吻合術や人工血管使用例を含む未修復チアノーゼ型先天性心疾患
・手術，カテーテルを問わず人工材料を用いて修復した先天性心疾患で修復後6か月以内
・パッチ，人工材料を用いて修復したが，修復部分に遺残病変を伴う場合
・大動脈縮窄

2. 中等度リスク群（必ずしも重篤とならないが，心内膜炎発症の可能性が高い患者）

・高度リスク群，低リスク群を除く先天性心疾患（大動脈二尖弁を含む）
・閉塞性肥大型心筋症
・弁逆流を伴う僧帽弁逸脱

3. 低リスク群（感染の危険性がとくになく，一般の人と同等の感染危険率とされる患者）

・単独の二次孔型心房中隔欠損
・術後6か月を経過し残存短絡を認めない心室中隔欠損または動脈管開存
・冠動脈バイパス術後
・弁逆流を合併しない僧帽弁逸脱
・生理的，機能性または無害性心雑音
・弁機能不全を伴わない川崎病の既往

（日本循環器学会，他.：感染性心内膜炎の予防と治療に関するガイドライン（2017年改訂版）．2018,
http://www.j-circ.or.jp/guideline/pdf/JCS2017_nakatani_h.pdf（閲覧：2018年5月18日）より抜粋）

➕ 感染性心内膜炎の予防が必要な医療行為と予防法について説明する

　菌血症をきたし得る医療行為は感染性心内膜炎のリスクとなり得ますが，とりわけ重要なのが抜歯や歯周手術など，出血を伴う歯科手技や，根尖を越えるような大きな侵襲を伴う歯科手技です．また医療行為ではないものの，う歯や歯周病もリスクとして高いため，日頃からしっかりとした歯磨きなど口腔内のケアは気を付けてもらう必要があります．さらに小児で比較的多いものとして，扁桃摘出術やアデノイド摘出術も予防投薬をしなければならない医療行為と考えられています．その他，人工弁などの人工物を植え込むような開心術も予防をしっかりしたほうがよい医療行為となります．また，抗菌薬投与を行ったほうがよいものとしては，局所感染巣に対する観血的手技などが挙げられます．女子においては経腟分娩などを行っても問題ないですが，感染性心内膜炎の既往がある場合は予防的抗菌薬投与が推奨されるので，本人の精神的な成長も踏まえ，将来のためにどのタイミングで説明するかを保護者と相談しながら本人への指導を進めることも重要です．予防投薬を必要とする手技の詳細は多岐にわたるため，該当するガイドラインを参照してください[1]．一方で，患者家族からけがの時はどうしたらよいかという質問を受けることが度々あります．外傷については「予防投薬を行う」ことが困難ですので，必要な消毒，あるいは処置によって抗菌薬を投与された場合は，しっかりと内服してもらいつつ，感染性心内膜炎を疑う症状が出現したら医療機関を受診するように患者家族へ話すことが重要です．

　実際の予防法については，頻度の高い歯科手技に対するものを**表2**に示します．これらの投薬にあたっては，薬剤アレルギーの有無を確認する必要がありますし，手技ごとに内服が事前に可能なものか，静注での投与のほうがよいのかを判断する必要があります．また，血中濃度を急速に上げるために大量の投薬となることをあらかじめ説明しておくと，実際の内服時に量の多さに戸惑われることが少なくなります．

Chapter 3　学校心臓検診の実施後に知っておきたいこと　51

表2 小児における歯科処置前の抗菌薬の標準的予防投与法

投与方法	βラクタム系抗菌薬アレルギー	抗菌薬	投与量	投与回数	備考
経口投与可能	なし	アモキシシリン	50 mg/kg（最大 2 g）	単回	処置前 1 時間
	あり	クリンダマイシン	20 mg/kg（最大 600 mg）	単回	処置前 1 時間
		アジスロマイシン	15 mg/kg（最大 500 mg）		
		クラリスロマイシン	15 mg/kg（最大 400 mg）		
経口投与不可能	なし	アンピシリン	50 mg/kg（最大 2 g）	単回	手術開始 30 分以内に静注，筋注，または手術開始時から 30 分以上かけて点滴静注
		セファゾリン	50 mg/kg（最大 1 g）		
		セフトリアキソン	50 mg/kg（最大 1 g）		手術開始 30 分以内に静注，または手術開始時から 30 分以上かけて点滴静注
	あり	クリンダマイシン	20 mg/kg（最大 600 mg）	単回	手術開始 30 分以内に静注，または手術開始時から 30 分以上かけて点滴静注

（日本循環器学会，他：感染性心内膜炎の予防と治療に関するガイドライン（2017 年改訂版）．2018，http://www.j-circ.or.jp/guideline/pdf/JCS2017_nakatani_h.pdf（閲覧：2018 年 5 月 18 日）より引用）

➕ 罹患した時の症状について説明する

　感染性心内膜炎の最も頻度の高い症状としては発熱が挙げられます．熱の高さは必ずしも 38℃を超えるものばかりではなく，微熱の場合もあります．また，抗菌薬を投与されると一旦解熱しますが，中止すると再度発熱するといった経過もしばしば経験します．塞栓症状や弁破壊を伴う心不全症状もあり得ますが，そうした重篤な状態の他に，上記のような熱型の場合は医療機関の受診をあらかじめ勧めておく必要があります．菌血症が起こってから感染性心内膜炎の症状出現までは80% 以上が 2 週間以内という報告がありますので[2]，リスクの高い医療行為から少なくとも 2 週間程度は注意が必要です．

📖 文献

1)　日本循環器学会，他．：感染性心内膜炎の予防と治療に関するガイドライン（2017 年改訂版）．2018，http://www.j-circ.or.jp/guideline/pdf/JCS2017_nakatani_h.pdf（閲覧：2018 年 5 月 18 日）.

2)　Starkebaum M, et al.：The "incubation period" of subacute bacterial endocarditis. Yale J Biol Med 1977; 50: 49-58.

（加藤　太一）

Q23 学校行事（部活動・運動会その他イベント）の際の心疾患児や保護者，学校への健康管理指導について教えてください

Point
- 管理指導区分 A ～ D の児童・生徒については，保護者の了解を得て，主治医と病状や許可できる学校行事の確認を直接に話し合っておくことがよい．
- 等尺運動と無酸素運動では，急な血圧上昇と低酸素状態が起こりやすいことに注意する．
- 心疾患児のスポーツは適切に行われればメリットがあるが，児童・生徒が快適に行えていることが必要で，苦痛を伴う場合には，続行を強要すべきではない．

Key Words 管理指導区分，等尺運動，等張運動

　学校行事の活動は運動会，音楽会，学芸会など，本来，児童・生徒や家族にとって学校生活の記念となる大切な時間ですが，運動時に問題を生じる者にとっては危険とも隣り合わせており，特別な注意が必要な場合があるため関連事項とともに述べておきたいと思います．

一般的な注意

　学校心臓検診で心疾患や異常所見を指摘された児童・生徒では，学校生活管理指導表が提出されていることが必須です．最も多いのは，何らかの所見はあっても「E 可」とされている例で，学校行事で問題が起こることは非常に少ないと思います．運動制限のある A ～ D 区分の児童・生徒については，行事の前や普段の生活でも心配は大きいことと思います．しかし，そのような患児は支援学級や養護学級以外の学校では，多くても各学年に 1，2 名に限られると思われます．また学校行事は，例えばマラソン大会といっても，距離，対象学年，強制力などがさまざまですので，担任の先生は保護者の了解が得られれば，主治医と面談して学校行事の内容の説明を行った上で病状を確認し，個々の注意点をできるだけ直接に聞くことが勧められます．

運動の種類

　学校で行われる運動には種々の内容があり，簡単に分類はできませんが，一般的に使われる分類としては，①等張運動と等尺運動の違い，②有酸素運動と無酸素運動との違いについて理解しておくことが望まれます．

①等張運動（isotonic exercise）：走る，泳ぐなど動的な運動でみられる形で，抵抗の変化に伴って必要な張力を出すために，筋肉が収縮や伸展することで長さを変えて対応する様式の運動です．筋肉は動的に収縮し，短縮性収縮と伸張性収縮を繰り返します．

②等尺運動（isometric exercise）：姿勢保持，体幹トレーニングなど静的な運動でみられる形で，一定の抵抗に対して，筋肉の長さは固定されている状態のまま収縮や伸展することで張力を変えて身体を保持する様式の運動です．筋肉は関節を動かすことなく収縮して，力が生じます．

　図 1 が両者の発想の原理ですが，図 2 をみてイメージすると理解しやすいと思われます．また，

Chapter 3 学校心臓検診の実施後に知っておきたいこと　53

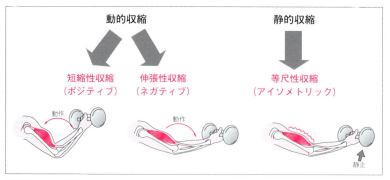

図1 等張(性)運動と等尺(性)運動

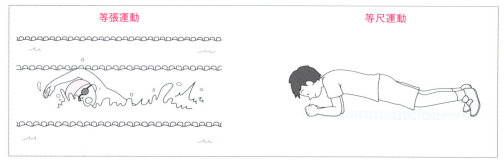

図2 等張運動と等尺運動の実際のイメージ

表1 等張運動と等尺運動の比較

	等張運動	等尺運動
筋力獲得	骨格筋・運動筋	体幹筋・姿勢保持筋
筋持久力獲得	劣る	良い
トレーニング時間	劣る	良い
費用	やや劣る	良い
容易さ	やや劣る	良い
心負荷	(徐々に)脈拍上昇	(力むと)血圧上昇
安全性	やや劣る	良い
技術向上	良い	劣る

　表1に，両者の特徴を比較しました．等張運動では，①骨格筋や運動筋の筋力が増強されやすく，②費用，場所などが必要である，③外傷が発生しやすく，④循環器への影響としては，脈拍上昇が血圧上昇に先行することが特徴です．等尺運動では，①体幹筋や姿勢保持筋の筋力が増強され，②費用，場所などは少なく済み，③循環器への影響としては，血圧上昇が脈拍上昇に先行することが特徴です．

　もう1つの分類については，表2に示すように以下の特徴があります．
①有酸素運動（aerobic exercise）：ウォーキングやエアロビクス，ゆっくりした水泳やサイクリングなど，時間をかけて呼吸を続けながら，軽度の筋力を用いて行われます．脂肪燃焼効果が高く，一定の範囲内であれば血圧は低下します．
②無酸素運動（anaerobic exercise）：ダンベル・ベンチプレスやダッシュ走，腕立て伏せなど，息をこらえて瞬発的な力を出させる運動で，筋肉のグリコーゲンを消費して行われます．脈拍の上昇なしに，血圧が急に上昇することが特徴です．

表2 有酸素運動と無酸素運動の比較

	有酸素運動	無酸素運動
特徴	・継続的で比較的弱い力が筋肉にかかり続ける ・エネルギー源として体内に蓄えられている体脂肪を燃焼させて使う ・酸素が必要 ・20分以上続けることで脂肪燃焼が効果的に起こる ・体脂肪を消費	・瞬間的強い力が必要なときは，筋肉に貯めておいたグリコーゲン（糖質）を主原料として使う ・酸素を必要としないので，短時間しか運動できない ・筋肉を鍛えることができる ・基礎代謝量を増やす
運動種	・エアロビクス，エアロバイク ・ウォーキング ・ゆっくりした水泳	・筋力トレーニング ・短距離走 ・短距離競泳

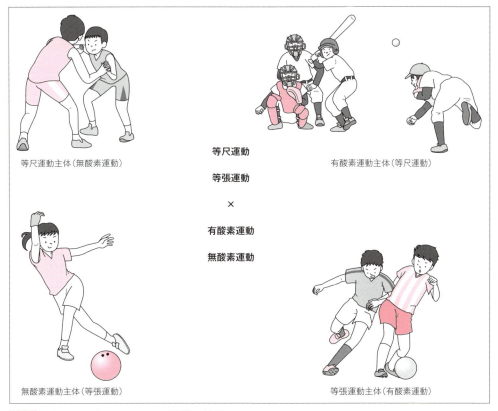

図3 種々のスポーツにおける運動の性質

　実際の運動の場面では，これらの分類は，図3に示すイメージのように複雑に組み合わさって行われていますが，スポーツの種類によって主体となる運動のタイプがあることも理解できると思われます．

疾患の種類

　児童・生徒にみられる代表的な心疾患の種類によって，特定のスポーツの状況について，前述した運動の種類を含め注意すべき点を以下に述べます．

1. 左心系の圧負荷疾患

　大動脈弁狭窄，両大血管右室起始の大動脈弁下狭窄，肥大型心筋症など，左心系の圧負荷がある疾患では，血圧上昇は左室圧をさらに上昇させ流出路の狭窄もきたし，血流途絶や不整脈の誘発により失神，突然死を起こす可能性があります．有酸素性で，軽い等張運動は可能かもしれませんが，

等尺運動主体の重量挙げや格闘技（contact sports）は避けるべきと考えられます．またどのような運動でも，歯を食いしばり苦痛の表情があるときは血圧上昇の状態にありますので，運動は中断させる必要があります．

2. Fontan 型手術（total cavopulmonary connection：TCPC）

　三尖弁閉鎖，肺動脈弁閉鎖，単心室など片方の心室や肺動脈が低形成などで機能しないために，体静脈系を肺動脈に直接接続する手術を行って肺血流を確保している病型です．このタイプは，肺動脈へ血流を保つ静脈の圧力が必要ですので，日常的に適度の等尺運動を含むウォーキングや軽いスポーツで下肢を中心に筋肉のポンプ力を維持，増強することが勧められます[1]．また，脱水は静脈圧を低下させるので，気温の高い所での運動は避け，運動中の十分な水分補給が必要です．低酸素状態は肺血管の収縮を起こし，静脈還流の停滞が起こる可能性があり，無酸素運動はごく短時間に抑えるほうがよいと考えられます．ただし，近年はこの手術方法が左心低形成症候群など多くの疾患で行われており，術後の経過はさまざまですので，個々の症例での管理指導については細かい点まで主治医に確認を取ることが望ましいと思います．

3. 結合組織疾患

　Marfan 症候群や Fallot 四徴，大動脈二尖弁などでは，先天性に大動脈壁が脆弱なため拡張している場合があり，急激な血圧上昇や外力によって解離や破裂を起こすことが知られています．等尺運動，無酸素運動が主体である，重量挙げ，ラグビー，格闘技などは避けるように指導すべきと思われます．

4. 不整脈性疾患

　運動との関係で有名な疾患として，QT 延長症候群における水泳時の致死的な不整脈（torsade de pointes：TdP）発生の危険性が以前から知られています．最近は遺伝子解析で，LQT1 のタイプが水泳によって TdP を発生しやすいこと，LQT2 タイプではホイッスル，発砲音など騒音，ストレスによって TdP を起こしやすいことが知られてきました．一般的には，QT 延長を指摘されている児童・生徒では，水泳，特に潜水することを禁止するか，必ず監視下で水泳を行うことを指示するようになってきました．

　児童・生徒にみられる不整脈で，最も多いのは期外収縮性疾患ですが，学校心臓検診で発見されて 3 次検診などで運動時に期外収縮が減少〜消失することで，運動を許可されている例がほとんどです．期外収縮は運動後の休憩中に増えてくることがありますので，運動終了後もしばらく注意して監視するよう注意が必要です．稀に運動時に期外収縮が増える例もあり，それらは進行性に心室頻拍になることがあるので，運動負荷を行っていない期外収縮の場合は，管理する医療機関に問い合わせて運動負荷心電図検査を記録して結果を確認しておいたほうがよいでしょう．

　完全房室ブロック，洞不全症候群などの徐脈性不整脈や先天性心疾患の複雑な手術後に，ペースメーカを装着している児童・生徒が増えています．ペースメーカは体の衝突などの強い外力や，体の捻れなどでリードの断線を起こすことがありますので，激しい格闘技やバスケットボール，バレーボール，野球のピッチャー，テニスのサーブなど，腕を大きく振り上げるような動作のある競技を行うときは，その動作を控えるように配慮します．

5. 川崎病心後遺症

　一部に冠動脈の瘤形成や狭窄性病変を後遺症とする児童・生徒がいます．抗凝固薬や抗血栓薬を服用していますので，打撲傷などの際に大きな血腫を発症してしまう可能性があります．やはり格

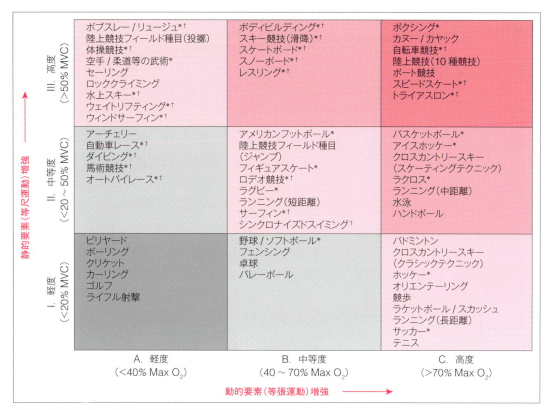

図4 各種スポーツの動的／静的要素の強弱による分類

MVC：maximal voluntary contraction（最大随意的収縮力），Max O₂：maximal oxygen uptake（最大酸素摂取割合）．
＊：身体接触・衝突の危険があるもの，†：失神を発症する危険があるもの．

(Mitchell JH, et al.：Task Force 8: classification of sports. J Am Coll Cardiol 2005；45：1364-7 より改変)

闘技などの contact sports は避けるべきと思われます．

　参考までに，American College of Cardiology のカンファレンスで提唱された，等張運動と等尺運動の関与の程度による各種スポーツの分類表[2]を図4に示します．

文献

1) Cordina RL, et al.：Resistance training improves cardiac output, exercise capacity and tolerance to positive airway pressure in Fontan physiology. Int J Cardiol 2013；168：780-8.
2) Mitchell JH, et al.：Task Force 8：classification of sports. J Am Coll Cardiol 2005；45：1364-7.

〈鮎沢　衛〉

Q24 学校における心肺蘇生やAEDの使用についての指導のポイントを教えてください

✚ Point

- 学校での心停止は運動関連が多く，それまでに心疾患を指摘されていない例が半数である.
- 反応がなく，普段通りの呼吸でなければ心停止と判断し，胸骨圧迫から心肺蘇生を開始する.
- 救命率の向上には質の高い胸骨圧迫と早期の除細動が重要である．普段から心停止が発生する可能性を考えて備えて欲しい.

Key Words 学校管理下心停止，心肺蘇生，AED

✚ 学校における心停止や自動体外式除細動器（AED）使用の現状

2005～2009年に発生した小・中学生の心原性院外心停止例を対象に行われた全国登録研究[1]では，58例が登録され，うち学校発症例は32例（55%）で，その発生場所は運動場，プール，体育館を合わせて84%が運動関連場所でした（図1）．また，それまで経過観察されていなかった例が半数を占めていました（図2）．さらに，学校発症例では学校外発症例に比べてバイスタンダー（居合わせた救助者）による自動体外式除細動器（bystander-automated external defibrillator：by-AED，92%は教員が施行）実施率が高く（38% vs 8%，p＝0.01），社会復帰率が良好（69% vs 35%，p＝0.02）でした．学校配備のAEDと教員による懸命の救命処置が多くの子どもたちの命を救っていたことがわかります．一方，学校発症例でby-AEDを受けた児童・生徒は，運動関連で多くいましたが（41% vs 20%），学校の運動関連27例中by-AEDを受けた割合は，発症前経過観察あり群42%，経過観察なし群40%と両者で差がありませんでした．このことは経過観察群が心停止ハイリスク群であることを十分認識されていなかった可能性を示唆する点で重要です.

学校のAEDは心疾患を指摘されている児童・生徒だけのためではないこと，運動関連発生が多いこと，学校配備AEDによる早期の除細動が重要であることがいえます.

✚ 心停止と判断する際の留意点[2]

市民は，反応のない傷病者の胸と腹部の動きを観察して呼吸をみることにより，脈を触れることなく心停止を判断します.

胸と腹部の動きが全くなければ，呼吸していないので心停止と判断できます．一方，突然の心停止直後には「死戦期呼吸」とよばれる，しゃくりあげるような途切れ途切れの呼吸がみられることもありますが，これは有効な呼吸ではありません．この「死戦期呼吸」のように，動きはありますが普段通りではない場合にも心停止と判断します.

さらに，これらの判断ができない，すなわちわからない場合も心停止とみなしてただちに胸骨圧迫をするよう促しています．これは有効な呼吸でない胸の動きを，呼吸をしていると判断して胸骨圧迫の開始が遅れることを防ぐために，普段通りの呼吸がなければただちに心肺蘇生の手順を開始

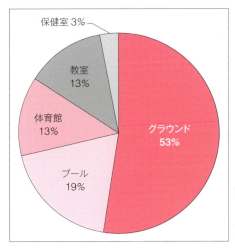

図1 学校における児童・生徒の心停止発生場所（n=32）

（Mitani Y, et al.: Circumstances and outcomes of out-of-hospital cardiac arrest in elementary and middle school students in the era of public-access defibrillation: implications for emergency preparedness in schools. Circ J 2014；78：701-7 より改変）

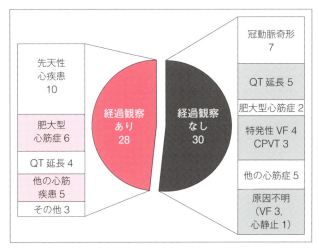

図2 学校管理下児童・生徒の心停止例：経過観察の有無別原因疾患

VF：心室細動，CPVT：カテコラミン誘発多形性心室頻拍．
（Mitani Y, et al.: Circumstances and outcomes of out-of-hospital cardiac arrest in elementary and middle school students in the era of public-access defibrillation: implications for emergency preparedness in schools. Circ J 2014；78：701-7 より改変）

してほしいというメッセージです．万が一胸骨圧迫が不要であっても，嫌がる仕草などがあればその時点で止めることで，胸骨圧迫を開始するデメリットは少ないと考えられています．

胸骨圧迫のみの心肺蘇生法でもよいか[2]

　心停止と判断すれば，ただちに胸骨圧迫から心肺蘇生を開始します（→**資料　心肺蘇生手順**参照）．講習会等で習得して人工呼吸を身につけており，人工呼吸を行う意思がある場合には，胸骨圧迫30回に人工呼吸2回を行い，この組み合わせで続けます．逆に技術と意思が伴わなければ，胸骨圧迫のみを続けることになります．

　これは心停止の原因として窒息，溺水などによる呼吸原性心停止例と，時間が経過した心原性心停止例に対しては人工呼吸付き心肺蘇生が胸骨圧迫のみの心肺蘇生より有効であることが明確である一方で，小児，成人とも目撃のある心停止は心原性が多いこと，市民には人工呼吸の技術習得が困難であること，人工呼吸をためらうために心肺蘇生そのものの着手ができない，遅れることのデメリットがあることなどを考慮した結果です．

　技術と意思がある場合には人工呼吸を組み合わせて実施するので，遭遇する可能性が高い立場，職種では講習会等で身につけてください．一方でできない，あるいはためらう場合には胸骨圧迫の

みを継続してください．効果的な胸骨圧迫を続けるには相応の体力が必要ですので，手伝ってくれる人がいれば，1〜2分で交代するとよいでしょう．

➕ 学校での心肺停止発生に備えて普段から気をつけるべきポイント

院外心停止の救命率向上には，居合わせた救助者による質の高い胸骨圧迫と早期の除細動が重要です．学校管理下の発生例については運動関連かつ目撃がある例が多く，また AED が敷地内にあって教職員が対応できることが多いことから後遺症なく社会復帰できる可能性が高いことが期待できます[3]．一層の救命率向上のためには，①運動時の発生が多い実情を考慮した AED の戦略的配置，②いざというときに適切に機能するような AED の適正な管理，③全教職員の心肺蘇生法習得と成長発達に応じた児童・生徒の心肺蘇生法実習，④消防や地域との連携を含む急変時対応の準備・訓練などが重要です．

📖 文献

1) Mitani Y, et al.：Circumstances and outcomes of out-of-hospital cardiac arrest in elementary and middle school students in the era of public-access defibrillation：implications for emergency preparedness in schools. Circ J 2014；78：701-7.
2) 日本救急医療財団心肺蘇生法委員会（監）：改訂5版 救急蘇生法の指針2015 市民用・解説編. へるす出版，2016；26-47.
3) Mitamura H, et al.：Aiming for zero deaths：Prevention of sudden cardiac death in schools-statement from the AED committee of the Japanese Circulation Society. Circ J 2015；79：1398-401.

（太田　邦雄）

Q25 児童・生徒の突然死予防のために学校関係者に周知したいポイントを教えてください

Point

- 心臓性突然死は，慢性心疾患の経過観察例と心停止前に一見健常児である例で起こり得るため，高リスク者，高リスク状況，高リスク場所を踏まえる必要がある．さらに，運動時の左前胸部への鈍的外傷による心臓震盪も重要である．
- 慢性心疾患の経過観察例では，心停止防止のための生活管理，非運動時も含めた蘇生対応の準備，一見健常児と心臓震盪では，運動場所での蘇生対策が重要である．

Key Words 蘇生対策，心臓震盪，AED

学校での突然死防止のためのポイント

　児童・生徒の心臓性突然死防止のためには，心停止の予防と院外心停止時の蘇生対応の2つに大別されます．児童・生徒の心源性院外心停止のリスク因子（表1）として，高リスク群は慢性心疾患での経過観察例であり全体の48%を占め，高リスク状況は運動関連であり全体の66%，高リスク場所は学校の運動関連場所であり，学校発症の84%を占めます[1]．慢性心疾患での経過観察例は，原因心疾患の管理・治療をしていたにもかかわらず心停止をきたした遺残リスク例と理解されます．院外心停止例の52%は，学校心臓検診で抽出されないみかけ上の健常児であり学校心臓検診抽出困難例です[1]．この群は，安静時心電図で抽出され難い冠動脈起始異常，カテコラミン誘発多形性心室頻拍，特発性心室細動が47%を占めています．さらに，運動時の左前胸部への鈍的外傷による心臓震盪があります．運動関連の院外心停止例は，経過観察例の54%であるのに対し，非経過観察例で77%を占めることから，先天性心疾患術後例，肥大型心筋症例などの経過観察例は，心停止前疾患情報から管理治療の改善と蘇生対応に生かす必要があるといえます（表2）[1]．一方，非経過観察例は運動関連心停止例が多く，特に先の心電図による抽出が困難な3疾患（冠動脈起始異常，カテコラミン誘発多形性心室頻拍，特発性心室細動）は，学校発症の非経過観察例の68%を占

表1 院外心停止のリスク因子とAEDを用いた除細動実施者

■心停止のリスク
高リスク群：経過観察例48%（学校内の50%）
高リスク状況：運動関連66%（学校内の84%）
高リスク場所：学校で運動関連場所84%

■バイスタンダーAED施行率と施行者
学校での運動時　41%
　経過観察例　　42%
　非経過観察例　40%　　92%は教員が施行
学校非運動時　　20%
学校外　　　　　8%

表2 心停止の運動誘発性と経過観察例

運動誘発：経過観察例**54％ vs** 非経過観察例**77％(p＝0.06)**
■経過観察例の運動誘発性は低い
　：運動誘発性：CHD の 50％，HCM の 50％
　➡発症前心疾患診断を蘇生に生かす

■非経過観察例の運動誘発性は高い
　：冠動脈奇形・CPVT 100％，特発性 VF75％
　　非経過観察例の 47％ が 3 疾患
　　学校発症の非経過観察例の 68％ が 3 疾患
　➡運動時，運動場所を蘇生に生かす

CHD：先天性心疾患，HCM：肥大型心筋症，CPVT：カテコラミン誘発多形性心室頻拍，VF：心室細動.

めることから，運動関連場所における蘇生環境の整備が重要です．さらに，学校での自動体外式除細動器（automated external defibrillator：AED）による除細動例の 92％ は教員によるものであり，学校教員の役割は大きいといえます[1].

　以上から，児童・生徒の心臓性突然死の予防には，慢性心疾患の経過観察例の診療情報の学校関係者との共有による運動管理，日常の健康管理に加えて，発症前の一見健常児と心臓震盪も含めて，AED の運動関連場所への配置，蘇生の研修会，シミュレーションを通じて学校での蘇生対策への反映が重要です．

📖 文献

1)　Mitani Y, et al.: Circumstances and outcomes of out-of-hospital cardiac arrest in elementary and middle school students in the era of public-access defibrillation. Circ J 2014；78：701-7.

（三谷　義英）

Q26 学校心臓検診後の資料の作成とその目的，保管・管理方法について注意すべきことを教えてください

Point

- 保管されたデータは，後日，心事故が起こった場合に重要な情報提供となる可能性があり，貴重な資料である．
- 心臓検診後の結果は個人情報であり，取り扱いには十分な配慮が必要である．

Key Words 心電図，問診票，学校生活管理指導表

学校心臓検診後のデータの有用性

　学校心臓検診で記録された心電図，問診票は学校で保存していますが，最近は心電図はデジタル化されて，委託された検診業者も保管しています．この保管されたデータは，後日，心事故が起こった場合に重要な情報提供となる可能性があり，貴重な資料です．また個人情報ですので，取り扱いには十分な配慮が必要です．このため，全ての教職員が心臓検診の結果に関して，情報や対応方法を共有しておくことが必要です．個人情報に対する教職員の的確な認識と共通した対応は，疾患を持つ子どもへの差別やプライバシーの侵害防止にも役立ちます．

　進学や他地域へ転出する場合，適切な管理が引き続き行われるよう，学校生活管理指導表を保護者の許可を得た上で転出先や進学先に送付する場合がありますが，保管されている心電図を提供する場合にも，同様に保護者の許可が必要です．このように，保管されている心電図や個人票，学校生活管理指導表については，学校，保護者，医療機関で共通認識のもと，個人の健康管理に役立てていくことが基本です．

　心事故以外にも肥大型心筋症など年齢とともに病態が明らかになる疾患では，過去の学校心臓検診の心電図が診断と治療において重要な情報を提供することがあります．また，遺伝性の心疾患の家族歴を明らかにする上でも，保管された心電図が役立つことがあります．

集団レベルでの保管データの有用性

　保管されたデータは，個人の健康管理上の有用性のみならず，集団のレベルにおいても，極めて重要です．平成25年（2013年）に文部科学省・日本学校保健会によって「学校生活における健康管理に関する調査」の一環として心臓検診の実態調査が行われ，わが国における学校心臓検診の現状が明らかになりました．要精密検査・要管理者の割合を都道府県別に集計すると，地域差が明らかで，12誘導心電図施行が3割未満の地域では7割以上の地域と比較して有意に要精密検査の割合が大きいことがわかりました．学校心臓検診が行われるようになってから40年が経過しましたが，未だに学校心臓検診の方法・精度の地域差が大きく，特に小・中学校の1次検診で省略4誘導心電図を施行している地域が約4割あり，その要精密検査率が高い傾向にあることは問題点です．現在でも郡市医師会単位で「学校（心臓）検診委員会」が作られ，各年度の心臓検診の実態報告がなされて

いる地域はかなりあり，1次検診でのスクリーニング率，精密検査結果などが各地区で確認されています．1次検診でスクリーニングされる頻度については学校保健会の全国調査がありますが，今後データを全国から収集し，どの地域でどのような問題があるか検討を行い，制度を再構築していけば検診の精度も上がっていくと思われます．

📖 文献 ···

・日本循環器学会，他．：2016年版学校心臓検診のガイドライン．2016，http://www.j-circ.or.jp/guideline/pdf/JCS2016_sumitomo_h.pdf（閲覧：2018年2月26日）．
・日本学校保健会：学校心臓検診の実際―平成24年度改訂―．日本学校保健会，2013．
・日本学校保健会：平成25年度学校生活における健康管理に関する調査事業報告書．http://www.gakkohoken.jp/books/archives/159（閲覧：2018年2月26日）．

（市田　蕗子）

Chapter 4

児童・生徒によくみられる
心臓病

A 不整脈

Q27 児童・生徒に認められる不整脈にはどのようなものがありますか？　また，その特性・注意点などがあれば教えてください

Point

- 徐脈性不整脈と頻脈性不整脈がある.
- その他，発症はしていないが不整脈素因を持つ疾患が学校心臓検診で抽出されることがある. なかには安静時の 12 誘導心電図で検出されないものもある.
- 心電図異常があり失神や動悸などの症状がある場合には，専門医の受診が必要である. 一方，症状はなくとも専門医の受診が必要な場合がある. 不整脈ごとに適切な指示を受ける必要がある.

Key Words 徐脈性，頻脈性，突然死

　児童・生徒によくみられる不整脈は，徐脈性不整脈と頻脈性不整脈の 2 つに分けられます. その他，QT 延長症候群など遺伝的素因を持つ疾患や頻脈発作を生じる可能性のある Wolff-Parkinson-White（WPW）症候群など，発症はしていないが不整脈素因を持つ疾患の疑い例が学校心臓検診で抽出されることがあります. また失神，眼前暗黒感などの症状がある場合，心電図検査が正常でも不整脈を疑う必要があります.

　学校心臓検診のガイドライン[1, 2]には正常範囲，軽症の心電図異常から失神，突然死などに繋がる可能性のある不整脈疾患まで多岐にわたり示されていますが，過不足のない管理指導区分を決定するためには個々の症例に対して慎重に対応する必要があると考えられます.

徐脈性不整脈

1. 洞徐脈

　洞不全症候群との鑑別が必要です. 日常，十分な運動を行っている児童・生徒では年齢相当以上の徐脈を呈することは稀ではありません. 運動負荷で正常に心拍応答が得られれば正常と判断されます.

2. 洞不整脈

　正常洞調律で RR 間隔の不整が目立つ場合，洞不整脈と診断されます. ほとんどの場合，正常範囲と判断されます.

3. 洞不全症候群

　洞不全症候群とは，洞結節自体，または周囲の組織障害によって生じる徐脈で，洞停止，洞房ブロック，徐脈頻脈症候群の病態が含まれます. 1 次検診では，

　（1）洞停止または洞房ブロック，

　（2）洞徐脈：中学生以上では 40 拍 / 分未満，小学生では 45 拍 / 分未満，

が抽出する基準となっています. 失神，眼前暗黒感などの症状の有無，同様な家族歴の有無の確認が必要です. 運動負荷心電図検査，ホルター心電図検査が必要となります. 頻回の洞房ブロック，最大 PP 間隔が 3 秒以上の場合，徐脈頻脈症候群の場合には，専門医療機関に紹介されることが好

ましいです.

4. 房室ブロック

房室ブロックの程度により対応が異なり,学校心臓検診では1度房室ブロック,Wenckebach型2度房室ブロック,MobitzⅡ型2度房室ブロックまたは2:1房室ブロック,高度または完全房室ブロックに分けられます.

①1度房室ブロック

PR時間が延長するものです.児童・生徒にしばしばみられ,特に安静時や睡眠時に観察されやすい所見です.小学生ではPR時間0.24秒以上,中高生ではPR時間0.28秒以上が抽出の基準とされており,2次検診以降の検診・精密検査が必要です.特に運動負荷心電図検査が必要とされ,運動負荷によりPR時間が正常化する場合は管理不要,PR時間が正常化しない場合はE可(観察間隔:1年)となります.運動負荷やホルター心電図検査で2度以上の房室ブロックを認める場合には後に示す該当項目に準じます.

②Wenckebach型(MobitzⅠ型)2度房室ブロック

PR時間が徐々に延長し心室への伝導が一旦途絶した後,P波に対して房室伝導は回復しQRS波が再びあらわれます.1度ブロックと同様に,児童・生徒にしばしばみられ,特に安静時や睡眠時に観察されやすい所見です.学校心臓検診のガイドラインでは,運動負荷試験を行うことが推奨されています.夜間や安静時だけにみられ,運動負荷により正常房室伝導になる場合は管理不要です.運動負荷でも2度房室ブロックが改善しない場合にはE禁またはE可(観察間隔:6か月~1年)とします.運動負荷やホルター心電図検査でより高度の房室ブロックを認める場合には後に示す該当項目に準じます.

③MobitzⅡ型2度房室ブロックまたは2:1房室ブロック

Wenckebach型2度房室ブロックと異なり,PR時間の延長を伴わず心室への伝導が途絶するものをMobitzⅡ型房室ブロックといい,正常の心房興奮2つに対し1つ心室へ伝導するものを2:1房室ブロックといいます.突然死の可能性や,より高度な房室ブロックに進行する可能性があり高度房室ブロックに準じ,抽出,管理が行われます.

④高度または完全房室ブロック

高度房室ブロックとは生理的心房レートで房室伝導比が3:1以下に低下した状態を示します.房室伝導が完全に途絶しているものを完全房室ブロックとよびます.学校心臓検診の1次検診で行われる12誘導心電図検査で本所見が認められた場合には,ただちに専門医療機関の受診が必要です.無症状で運動負荷により心室拍数が2倍以上(または心室拍数100拍/分以上)に増加する場合は,状況によりD,E禁またはE可の管理(3~6か月の間隔),心室拍数が2倍以上(または心拍数100拍/分以上)に増加しない場合にはCまたはD(3~6か月の間隔)で管理することとされています.無症状でも運動負荷時に心室期外収縮や心室頻拍が頻発する場合には,CまたはD(観察間隔は必要に応じて)で管理することとされています.めまい,失神発作や心収縮能低下を伴う場合は,BまたはC(観察間隔は必要に応じて)で管理することとされています.それぞれ重症度に応じペースメーカ植込みを考慮する必要があり,植込み後は,それぞれの状況に応じD,E禁またはE可(観察間隔は3~6か月または必要に応じて)の管理となります.

➕ 頻脈性不整脈

1. 洞頻脈

正常洞調律で範囲を超えて脈が速くなる状態を示します．緊張のため頻脈になる児童・生徒は，稀ではなくほぼ正常範囲と考えられますが，180 拍／分を超える高度頻脈の場合には 1 次検診において抽出が必要とされています．

2. 上室期外収縮

正常洞調律以外の心房起源（左右心房，肺静脈，上大静脈など）から洞周期より速い脈が発生したものです．心室内変行伝導，房室ブロックを伴う場合があります．症状は，動悸，脈の結滞がありますが，ほとんど自覚症状がなく，検診で初めて指摘されることもしばしばです．単形性で散発の場合には，抽出する必要はないとされています．出現数が多い場合，多形性の場合，または 2 連発の場合は，2 次検診以降の検査が必要とされています．出現数が少ない場合は，管理不要となります．出現数が多い場合，2 連発，多形性または運動負荷で増加する場合は，E 可で管理となります．運動負荷で上室期外収縮が増加するか否かを判断する必要があります．出現数が多い際や症状がある場合にはホルター心電図検査を行う必要があります．

3. 上室頻拍

学校心臓検診ガイドラインでは，上室期外収縮 3 連発以上のものを上室頻拍として扱うこととしています．全例で 2 次検診以降の検診が必要です．1 次検診において上室頻拍が持続している場合など早期の治療が必要と考えられる場合や，2 次検診でも正確な診断や管理指導区分が決定できないと判断される場合には，専門医療機関の受診が勧められます．管理指導区分は，運動誘発性，心収縮能低下や自覚症状の有無と程度，高周波カテーテルアブレーションを含む治療への反応を基準に総合的に決定されます．

4. 心房粗動，心房細動

心房粗動，心房細動は小児では極めて稀です．治療のため全例で早期に専門医療機関受診が必要です．運動などで房室伝導が良好になると 1：1 房室伝導となって心室拍数は速くなり，失神・ショックなど重篤な症状を呈することがあるため専門医受診までは，原則として運動は禁止する必要があります．管理指導区分は，薬物治療に対する反応（心室拍数がコントロールできるか否か，失神の既往の有無を参考に決められますが，少なくとも競技は禁止となるレベル以上の厳しい管理（A，B，C，D）が必要です．高周波カテーテルアブレーションで治癒し，他の基礎疾患がない場合には管理不要となる場合があります．

5. 接合部調律，頻拍

接合部調律は，正常でも睡眠時，迷走神経緊張状態で出現することがあり，運動負荷試験にて洞調律に復します．1 次検診で接合部調律として抽出された場合，洞調律への回復，心室拍数を観察するため 2 次検診以降の検診が必要です．安静時の接合部調律時心室拍数が 80 拍／分未満で，運動負荷により洞調律となり心室拍数の増加がよい場合は管理不要となります．安静時の接合部調律時心室拍数が 80 拍／分以上の場合は上室頻拍に準ずることとなります．ただし安静時の接合部調律時心室拍数の基準を 80 拍／分とすることには，年齢による差などを考慮すると今後さらなる検討が必要と考えられます．運動による洞性心拍数の増加が悪い場合には洞結節機能不全に準ずる必要があります．

6. 心室期外収縮

　心室期外収縮は，小児期に比較的多く認められる不整脈で，単形性心室期外収縮を認めた場合，2次検診以降の検診が必要とされています．特に単形性上室期外収縮と単形性心室期外収縮の合併，多形性心室期外収縮，2連発の心室期外収縮，R on T型の心室期外収縮，後続心拍のT波異常を伴う心室期外収縮が認められる場合には2次検診以降の検査が必要です．単形性心室期外収縮でも2次検診時の3分間心電図で頻度が多い場合は精密検査が必要とされています．運動負荷試験やホルター心電図などの検査が必要になります．検診のいずれの段階でも動悸，眼前暗黒感，失神などの症状を確認することが重要です．

　心室期外収縮の頻度，連発の有無，運動負荷に対する反応などを参考に管理指導区分が決められます．連発のない単形性期外収縮で，出現数が少なく，運動負荷心電図で心室期外収縮が消失，減少ないしは不変の場合はE可となり，長期観察で減少傾向または変化がなければ管理不要でもよいとされています．運動負荷で心室期外収縮の増加，または2連発の単形性心室期外収縮が出現する場合には適切な管理指導区分が必要となります．多形性心室期外収縮を認める場合には，専門医の精査が必要となります．

7. 心室副収縮

　副収縮の心室内の異所性フォーカスは，周囲の心筋の興奮により脱分極されないように保護されており進入ブロックと同時に進出ブロックを受けます．したがって心室期外収縮とは異なり，先行するQRS波との連結期が一定でなく，副収縮の間隔はある周期長の整数倍になっています．一般的には重症の不整脈を意味しませんが，異所性自動能が亢進すると頻拍になり得る可能性があり，その場合には心室頻拍に準じ管理指導区分を決定します．

8. 促進心室固有調律

　通常30〜40拍/分の心室の固有心拍が亢進し，心室拍数が通常の固有心拍以上となるものを促進心室固有調律といいます．通常120拍/分未満です．基本的に促進心室固有調律の心室拍数が60拍/分以下の場合は管理不要，100拍/分以上の場合は心室頻拍に準ずるとなっています．1次検診では全例を抽出し，2次検診以降で運動負荷心電図やホルター心電図を用い，総合的に判断することが必要と考えられます．

9. 単形性非持続性心室頻拍

　心室期外収縮が3連発以上続くもので，持続時間が30秒以内かつ心室期外収縮100連発未満，頻拍時心室拍数がおよそ120拍/分以上の場合を非持続性心室頻拍といいます．1次検診では全例を抽出する必要があります．運動負荷で減少，消失を示しても管理指導区分はE禁，E可で必要に応じた期間で継時的に観察する必要があります．運動負荷で変化なし，もしくは増加する場合には管理指導区分はDまたはE禁で，より密に観察する必要があります．

10. 単形性持続性心室頻拍

　心室期外収縮が単形性で30秒以上または100連発以上持続する場合，もしくは30秒未満でも電気ショックによる停止を必要とする場合を単形性持続性心室頻拍といいます．1次検診で発見された場合には早期に専門医療機関を受診させ，治療を勧める必要があります．その後の管理指導区分は，症状の有無（眼前暗黒感，失神），心機能低下の有無，運動不可に対する反応，薬物治療に対する反応などを考慮し決定されます．カテーテルアブレーションで根治した場合にはE可，もしくは管理不要となる場合もあります．

11. 多形性心室頻拍

　2種類以上の QRS 波形の心室期外収縮が3連発以上認める場合を，多形性心室頻拍とします．多形性心室頻拍は，カテコラミン誘発多形性心室頻拍，QT 延長症候群などの遺伝性不整脈に伴う重症不整脈の可能性があり，発見された場合には専門医への紹介が必要です．管理指導区分は，家族歴などを含め遺伝性不整脈との鑑別を考慮した上で，症状の有無，心室拍数の速さ，運動不可に対する反応などを総合的に考慮し決定されます．

📖 文献

1）　日本循環器学会，他．：2016年版学校心臓検診のガイドライン．2016，http://www.j-circ.or.jp/guideline/pdf/JCS2016_sumitomo_h.pdf（閲覧：2018年3月1日）．
2）　日本小児循環器学会学校心臓検診委員会：器質的心疾患を認めない不整脈の学校生活管理指導ガイドライン（2013年改訂版）．日小循誌　2013：29：277-90．

（牛ノ濱　大也）

A 不整脈

Q28 QT延長症候群による突然死の危険性について教えてください

✚ Point

- 外国のデータと日本のデータでは異なる.
- 抽出群と症状追訴群で遺伝学的な差はない.
- 日本のデータでも, 報告によって異なる.
- 新生児期, 乳児期の場合は危険性が高い.

🔑 Key Words 遺伝学的検査, 院外心停止, 乳児突然死症候群

✚ 外国のデータと日本のデータの比較

学校心臓検診がない外国の場合, QT延長症候群(long QT syndrome：LQTS)と診断されるのは「症状が出現した場合」と「家族検診」が主になると思います. 日本では学校心臓検診で診断される割合が多く, また症状出現前に診断することができ, 注意すべき点を患児・家族に説明することができます.

外国のデータの1つを紹介します. 2,772例の10歳まで生存していた小児が20歳までにどのような症状が出現したかという論文です. 10歳までに431例(15.5%)が失神の既往があり, 20歳までに81例(2.9%)が救命された心停止(aborted cardiac arrest：ACA)を経験し, 45例が突然死(1.6%)しています[1].

日本のデータは, 数は少なくなりますがprobandのみで遺伝学的検査が行われた18歳以下の117例の患児です(表1)[2]. ACA/突然死例は0例です. 論文報告はされていませんが, 日本全体の統計では460例の登録例のうち, 学校心臓検診抽出例が281例(61%)になります(日本小児循環器学会研究委員会・第3回調査成績, 2011). 学校心臓検診抽出群のうち, 診断時, 症状既往があったものが23例(8%), 診断後症状が出現したものは28例(10%)です. 突然死例が1例(0.2%)報告されています. この例は睡眠中に起きています. 最後の例も救うことがわれわれの目標になりますが, 外国のデータとは異なっていることがわかります.

✚ 学校心臓検診で抽出される小児は軽症か

それでは, 学校心臓検診で抽出される例は軽症例をみているのではないか, という問題が残ります. 遺伝学的検査により検出された変異(mutation)のうち, LQT1とLQT2をradical, high probability of pathogenicity, uncertain significanceに分け, radicalとhigh probabilityの頻度を学校心臓検診抽出群, 学校心臓検診以外群で検討してみました. 学校心臓検診群は33例中31例(94%), 学校心臓検診以外群が15例中14例(93%)と全く変わりませんでした. しかし, 診断後の症状出現率は学校心臓検診群69例中12例(17%), 学校心臓検診以外群48例中17例(35%)と有意($P=0.03$)と有意に低い結果でした(表1). 早期に診断し, 適切に説明・指導を受ければ症状出現を予

Chapter 4 児童・生徒によくみられる心臓病 71

表1 学校心臓検診抽出群と抽出群以外の特徴

	心検抽出群	以外群	P値
例数	69(59%)	48(41%)	—
診断年齢	10.4 ± 3.4	7.4 ± 6.0	0.04
性(男子/女子)	36/33	27/21	0.66
QTc(Bazett)(ms)	496 ± 40	502 ± 50	0.84
症状既往	9(13%)	31(65%)	< 0.001
失神	9	28	—
救命された心停止	0	7	—
LQTS の家族歴	27(39%)	18(38%)	> 0.99
突然死の家族歴	5(7%)	7(15%)	0.23
経過観察期間	4.6 ± 4.9	5.2 ± 5.7	0.36
診断後の症状出現	12(17%)	17(35%)	0.03
失神	12	17	—
救命された心停止	0	2	—
突然死	0	2	—

LQTS：QT 延長症候群.
（Yoshinaga M, et al.：Genetic characteristics of children and adolescents with long-QT syndrome diagnosed by school-based electrocardiographic screening programs. Circ Arrhythm Electrophysiol 2014；7：107-12 より改変）

防できることがわかります.

🕂 国内のデータの比較

　日本のデータでも，院外心停止を起こした例を収集すると異なった結果になります. 2005 〜 2009 年に起きた小・中学生の院外心停止例 58 例を疾患頻度でみると，LQTS 9 例，肥大型心筋症 8 例，冠動脈異常 7 例と LQTS が最も多い疾患になっています[3]. 9 例中 5 例はフォローされていなかった例です. 残りの 4 例がどのような状態かは判断できませんが，この報告からも早期診断と適切な説明・指導が重要なことがわかります.

🕂 新生児期，乳児期の場合

　日本のデータは学校心臓検診抽出例について述べてきましたが，胎児期，新生児期，乳幼児期に診断される例は重症例が多くなります[4]. 乳児突然死症候群 victim の約 10% は LQTS の責任遺伝子を持っていることも報告されています. ご注意ください.

📖 文献 ···

1）Hobbs JB, et al.：Risk of aborted cardiac arrest or sudden cardiac death during adolescence in the long-QT syndrome. JAMA 2006；296：1249-54.

2）Yoshinaga M, et al.：Genetic characteristics of children and adolescents with long-QT syndrome diagnosed by school-based electrocardiographic screening programs. Circ Arrhythm Electrophysiol 2014；7：107-12.

3）Mitani Y, et al.：Circumstances and outcomes of out-of-hospital cardiac arrest in elementary and middle school students in the era of public-access defibrillation. Circ J 2014；78：701-7.

4）Horigome H, et al.：Clinical characteristics and genetic background of congenital long-QT syndrome diagnosed in fetal, neonatal, and infantile life：a nationwide questionnaire survey in Japan. Circ Arrhythm Electrophysiol 2010；3：10-7.

（吉永　正夫）

A 不整脈

Q29 | WPW 症候群による突然死の危険性について教えてください

Point

- WPW 症候群において "偽性心室頻拍" から突然死に至る危険性がある.
- 学校心臓検診で発見される WPW 症候群での突然死の頻度は非常に低いがゼロではない.
- 房室副伝導路の伝導特性によりリスクの層別化が試みられている.

Key Words WPW 症候群, 偽性心室頻拍, 房室副伝導路

WPW 症候群での突然死

Wolff-Parkinson-White（WPW）症候群では，房室副伝導路により一部で上室頻拍をきたします．非常に稀ですが，一部では突然死をきたすことが知られています．必房細動の際に，不応期の短い房室副伝導路が電気興奮を高頻度に心室へ伝導させることで心室頻拍となり，心室細動に移行するためです．その際に心室早期興奮が顕在化し（δ波が大きくなり），心電図上では wide QRS 頻拍となるため，歴史的には "偽性心室頻拍"（図 1）とよばれてきました．

突然死の頻度

東京都予防医学協会が公表しているデータ（http://www.yobouigaku-tokyo.or.jp）では，学校心臓検診での WPW 症候群は 2003 ～ 2015 年で 1,283/1,204,687 人（約 0.11％）でした．小児では心房細動自体が非常に稀ですが，WPW 症候群を有する小児は一般小児に比べて心房細動が多いとの報告もあります．WPW 症候群を有する小児の突然死の頻度として 0.0 ～ 1.9/1,000 人・年の範囲での報告が多いのですが，イタリアから 15/1,000 人・年との報告もあり，報告により頻度が大きく異なるために解釈に注意を要します[1,2]．わが国の学校心臓検診でみつかった無症候性の WPW 症候群での突然死の頻度については非常に低いと考えられていますが，多数例での検討はなく，正確な数値はわかっていません．

リスクの層別化

2012 年に Pediatric and Congenital Electrophysiology Society（PACES）から発表された expert statement のなかで，房室副伝導路の伝導特性により管理方針を決定していく方法が提案されています[1]．δ波が消失しない最短の RR 間隔（shortest pre-excited RR interval：SPERRI）が 250 ms 以下であるかがポイントになります．運動負荷による心拍上昇で，突然にδ波が完全消失するものは，房室副伝導路の不応期が長いために突然死のリスクが低いと判断されます．しかし，徐々にδ波が目立たなくなり，突然にδ波が消失したかの判断が難しい症例も多くあります．

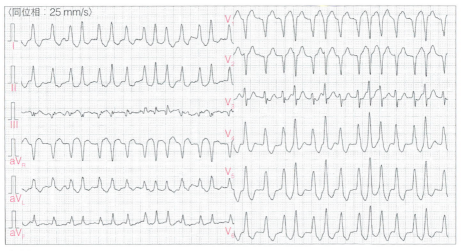

図1 偽性心室頻拍

RR間隔は不整で，δ波が顕在化するためにwide QRSを呈しているが，心拍によりQRS波形が変化している．

🚑 リスク評価に注意を要する症例

1. 明らかなδ波のないWPW症候群

①潜伏性WPW症候群：特に左側に房室副伝導路がある症例ではδ波が目立たないことがあり，潜伏性WPW症候群とよばれます．房室副伝導路の不応期が短ければ，顕性WPW症候群と同様に突然死の危険性があります．

②間歇性WPW症候群：順行性伝導が間歇的で，δ波が出現と消失を繰り返す間歇性WPW症候群では房室副伝導路の順行性伝導が悪いと考えられていました．しかし，必ずしも不応期が長くはなく，顕性WPW症候群同様に注意を要する，との報告が相次いでいます．

2. 束枝心室副伝導路

学校心臓検診では，心電図でδ波があることでWPW症候群と判断されることが多いのですが，そのなかには房室副伝導路ではなく，束枝心室副伝導路によるものが高頻度に含まれていることが指摘されています[3]．それらは上室頻拍も，偽性心室頻拍をきたさないために，突然死の原因とはなりません．

🚑 検診の現場ではどうするか？

現時点では，学校心臓検診において画一的な突然死のリスク評価の方法は確立していません．不用意に患者および家族に突然死の不安を与える必要はありませんが，突然死がゼロではないという事実も説明する必要があります．

📖 文献

1) Cohen MI, et al.：PACES/HRS expert consensus statement on the management of the asymptomatic young patient with a Wolff-Parkinson-White (WPW, ventricular preexcitation) electrocardiographic pattern. Heart Rhythm 2012；9：1006-24.
2) Pappone C, et al.：Radiofrequency ablation in children with asymptomatic Wolff-Parkinson-White syndrome. N Engl J Med 2004；351：1197-205.
3) Suzuki T, et al.：Differentiating fasciculoventricular pathway from Wolff-Parkinson-White syndrome by electrocardiography. Heart Rhythm 2014；11：686-90.

（加藤　愛章）

A 不整脈

Q30 新しい遺伝性不整脈の種類と管理指導について教えてください

Point

- 学校心臓検診で遭遇する可能性がある新しい遺伝性不整脈には，カテコラミン誘発多形性心室頻拍，Brugada 症候群，Andersen-Tawil 症候群（LQT7 型），QT 短縮症候群，家族性洞不全症候群などがある．
- いずれも頻度は低いが致死的な不整脈を発症する可能性があり，失神の既往や突然死の家族歴の有無，運動負荷心電図所見などに基づいて管理指針を決める．
- 薬物治療が未確立な不整脈やデバイス治療を必要とする例があるため，早期に専門医を紹介する．

Key Words
カテコラミン誘発多形性心室頻拍，Brugada 症候群，QT 短縮症候群，Andersen-Tawil 症候群，家族性洞不全症候群

遺伝性不整脈の代表は先天性 QT 延長症候群（congenital long QT syndrome：LQTS）ですが，新しい LQTS としては心臓以外に特徴的な表現型を持つ Andersen-Tawil 症候群（ATS，LQT7 型）や Timothy 症候群（LQT8 型）があります．LQTS 以外ではカテコラミン誘発多形性心室頻拍（catecholaminergic polymorphic ventricular tachycardia：CPVT），Brugada 症候群（BrS），QT 短縮症候群（short QT syndrome：SQTS），家族性洞不全症候群，進行性心臓伝導ブロックなどがあります．

カテコラミン誘発多形性心室頻拍（CPVT）

運動や精神的緊張に際して多形性や二方向性の心室頻拍（ventricular tachycardia：VT），心室細動（ventricular fibrillation：VF）を呈し，失神，心停止，突然死を呈する予後不良の遺伝性不整脈です．平均発症年齢が小・中学生の時期にありますので学校心臓検診で抽出することが重要ですが，安静時心電図では徐脈傾向以外に異常を示さないことが多く，初発症状から CPVT の診断がつくまでに平均で半年〜1 年以上かかっています[1]．他科でてんかんや起立性低血圧などと診断されていることも少なくありません．疑うきっかけは症状（特に失神），突然死や失神の家族歴，多形性心室期外収縮などです．運動負荷心電図で VT，VF が誘発されることがありますので（図 1），必ず医師の立ち合いのもと，除細動器を準備して行うことが求められます．

発作誘因を避け，抗不整脈薬としては β 遮断薬やフレカイニドなどを使用しますが，治療に難渋することが少なくありません．必要に応じて植込み型除細動器（implantable cardioverter defibrillator：ICD）を検討しますが，不適切・適切作動自体がかえってカテコラミン放出を促し，まれに難治性の電気的ストームや突然死の誘因となります．

Brugada 症候群（BrS）

器質的心疾患を伴わず，心電図で右側胸部誘導に特徴的形態の ST 上昇がみられ，安静時や夜間に突然 VF を発症する遺伝性不整脈です．小児期は約 10,000 人に 1 人と稀で，約 70% は無症状で家族スクリーニングや検診の心電図で発見されます．心電図で type 1 〜 3 に分けられますが，真の

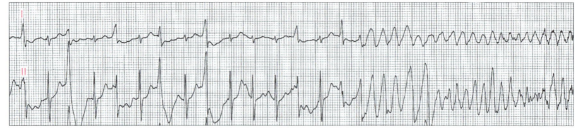

図1 カテコラミン誘発多形性心室頻拍（中1女子）のトレッドミル運動負荷心電図

負荷前の心電図は正常であったが，負荷後2分で多形性の心室期外収縮が出現し始め，突然，心室細動となった．直流除細動によりすぐに洞調律化した．

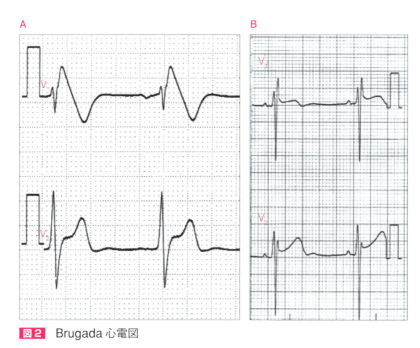

図2 Brugada 心電図

A：type 1　典型的な coved 型 ST 上昇を示す．B：type 2　suddle-back 型で ST 上昇は ≧1 mm．

BrS は，通常の肋間または1肋間上の右側胸部誘導における自然発生あるいは薬物誘発性の type 1（coved 型）のみとされています（図2）．

　小児期に症状を呈する例が稀であることから，管理指針も一定のものはありません．安静時の発作が多いため，必ずしも運動制限は必要ありません．しかし，自然発生の type 1 心電図や失神，心停止の既往，突然死の家族歴がある例は要注意です．発熱を契機に典型的心電図や心室不整脈が誘発されることがあり，実際に熱性けいれんと誤診されていた BrS の小児例が報告されています．

　突然死予防に有効とされている唯一の治療法は ICD ですが，成人の推奨クラス I（type 1 ECG ＋ 心停止または VF の既往）の場合でも，小児では不適切ショックやデバイス関連合併症が多いことも考慮して適応を判断したほうがよいとされています[2]．

⊕ QT 短縮症候群（SQTS）

心電図の QT 時間が著しく短く，VT/VF，心房細動，失神や突然死をきたす常染色体優性の遺伝

性不整脈で，2000年に初めて報告されました．心イベントの80%以上は安静時や睡眠中に起き，心停止や突然死が初発症状となることも多いため，疑われたら早期に専門医へ紹介します．基本的には心電図のQT時間で抽出しますが，QT短縮と診断する基準自体が未確立です．QTc≦330 msを絶対的な短縮とし，330＜QTc≦360 msであってもSQTS関連の遺伝子が検出されるか，SQTSと確定診断された家族がいる場合，40歳以下の突然死・ニアミスの家族歴がある場合はSQTSと診断します．Gollobらのスコア（『2016年版学校心臓検診のガイドライン』参照）もSQTSの診断に用いられます．

　極めて稀な疾患ですので管理指針も一定のものはありません．キニジンの有効性が報告されていますが，他の遺伝性不整脈に比べて初回発作で致死的となる率が高いため，一次予防としてのICDも検討項目となります．

✚ Andersen-Tawil 症候群（LQTS7型）

　下記の3主要徴候を特徴とする常染色体優性遺伝性疾患ですが，3つ全て揃うとは限らず，2つ以上あれば診断されます．約半数で*KCNJ2*遺伝子の変異が検出されます（ATS1型）．

　3主要徴候；①身体的特徴：耳介低位，小顎など特徴的顔貌，低身長，②周期性四肢麻痺，③心電図所見：QT（またはQU）延長，著明なU波，多形性または二方向性VT（図3）．

　QU時間による抽出基準は確立されていません．特異的なVT誘因は知られていません．CPVTと比べると安静時の心室期外収縮の頻度が高く，VTのレートも遅めです．稀に突然死の報告もありますが，周期性四肢麻痺のほうが日常生活で障害となるようです[3]．

　小児循環器科と小児神経科へ紹介します．薬物療法は確立していませんが，β遮断薬，フレカイニドが使用されることが多く，その他，アセタゾラミド，アミオダロン，Ca拮抗薬などの有効性

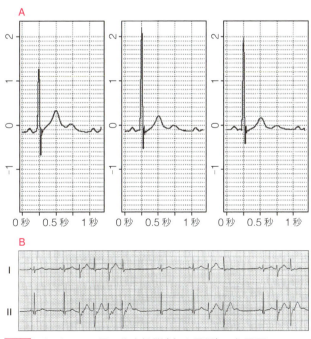

図3 Andersen-Tawil症候群（小1男児）の心電図
A：左からV$_3$～V$_5$誘導で大きなU波がみられる．B：二方向性心室頻拍．

が報告されています.

➕ 家族性洞不全症候群

　洞不全症候群の多くは加齢と関係していますが，一部に先天性（家族性）のものがあることがわかってきました．その原因として，特にペースメーカチャネルの *HCN4* 遺伝子や Na チャネルの *SCN5A* 遺伝子の変異が知られています．特に後者は前述の BrS や LQT3 型などと同一家系内でのオーバーラップがみられ，"Na チャネル病"として注目されています[4].

　以上のような背景があり，学校心臓検診で洞徐脈を抽出する重要性は高まっています（→ **Q27** 参照）．失神などの症状や突然死，ペースメーカ植込みの家族歴がある場合，3 秒以上の RR 間隔，頻回の洞房ブロック，徐脈頻脈症候群がみられる場合は専門医へ紹介します．運動負荷試験で運動耐用能や心拍応答をみて管理指導区分を決めますが，症状の有無や電気生理検査の結果を基に，遅滞なくペースメーカ植込みの適応を見極めることが大切です．ペースメーカ植込み術後は管理指導区分を緩和することができます．

📖 文献

1) Roston TM, et al.：Catecholaminergic polymorphic ventricular tachycardia in children：analysis of therapeutic strategies and outcomes from an international multicenter registry. Circ Arrhythm Electrophysiol 2015；8：633-42.

2) Olde Nordkamp LR, et al.：Implantable cardioverter-defibrillator harm in young patients with inherited arrhythmia syndromes：A systematic review and meta-analysis of inappropriate shocks and complications. Heart Rhythm 2016；13：443-54.

3) Kukla P, et al.：Electrocardiogram in Andersen-Tawil syndrome. New electrocardiographic criteria for diagnosis of type-1 Andersen-Tawil syndrome. Curr Cardiol Rev 2014；10：222-8.

4) Abe K, et al.：Sodium channelopathy underlying familial sick sinus syndrome with early onset and predominantly male characteristics. Circ Arrhythm Electrophysiol 2014；7：511-7.

（堀米　仁志）

B 心筋症・心筋炎

Q31 小児期の心筋症はどのようなものがありますか？また，その管理指導はどのように行えばよいですか？

➕ Point

- 肥大型心筋症は，若年者の心臓突然死の最も重要な原因であり，特に運動中の突然死をきたす危険性がある．
- 小児期では無症状のことが多いが，学校心臓検診が発見の契機となることがあり，動悸や呼吸困難，胸痛，運動時の失神は必ず抽出する．
- リスク評価には，心不全症状と心エコー所見が極めて重要である．

🔑 Key Words
肥大型心筋症，拡張型心筋症，拘束型心筋症，心筋緻密化障害，不整脈源生右室心筋症

　小児期心筋症には，肥大型心筋症，拡張型心筋症，拘束型心筋症，心筋緻密化障害，不整脈源性右室心筋症があります．

➕ 肥大型心筋症

　肥大型心筋症は，著明な心筋の肥大により左心室の内腔が狭くなり，収縮するポンプ力は保たれていますが，拡張障害をきたす疾患です．拡張しにくいため，心室への流入血液量が減少し，心拍出量は低下します．このため，失神や心筋虚血のため胸痛を生じます．しばしば家族性に発症し，常染色体優性遺伝の形式をとります．肥大型心筋症は，若年者の心臓突然死の最も重要な原因であり，特に運動中の突然死をきたす危険性があります．小児期では無症状のことが多いですが，学校心臓検診が発見の契機となることがあり，動悸や呼吸困難，胸痛，運動時の失神があった場合は必ず抽出する必要があります．

　リスク評価のためには，以下の病歴の確認と検査が必要です．

　①若年突然死，心筋疾患の家族歴の聴取．②失神（特に運動中），けいれん，胸痛，心停止あるいは持続性心室頻拍の既往歴．③心エコー．④ホルター心電図．⑤運動負荷試験．

　管理指導：突然死のほとんどは運動中であるため，運動制限を行います（表1）．

➕ 拡張型心筋症

　拡張型心筋症は，心筋のポンプ力が低下し心拡大をきたして，心不全が進行する疾患です．小児期ではいずれの年齢にも認められ，5年生存率は50%と不良です．小児期の拡張型心筋症の原因は，心筋炎後が約40%と最も多く，他に代謝異常やミトコンドリア異常，神経筋疾患など多彩です．

　リスク評価のためには，心不全症状の確認と，心エコー所見が極めて有用です．

　①呼吸困難，動悸，胸部圧迫感，咳嗽，四肢冷感，浮腫，運動時の易疲労性．②重篤な不整脈．③心エコーにおける左室腔の拡大，収縮不全，僧帽弁逆流，心筋の菲薄化．④胸部X線での心拡大．

　管理指導：無症状ならD，有症状ならC．原則として競争的運動や学校の運動部は禁止となります（表1）．

Chapter 4 児童・生徒によくみられる心臓病　79

表1 心筋症の管理指導区分の条件および管理指導区分，観察間隔

心疾患	管理指導区分の条件	管理指導区分	観察間隔
肥大型心筋症	無症状例	D	6か月
	胸痛や失神などの症状がある例および閉塞型の患児	BまたはC	1か月
	高リスク児	A，BまたはC	1か月
拡張型心筋症	無症状	D	6か月
	有症状	C	1か月
拘束型心筋症	無症状	D	1～3か月
	有症状	C	1か月
心筋緻密化障害	無症状で心機能正常例	E 禁または可	1～3年
	心機能低下例で無症状	D	3か月
	心機能低下例で有症状	C	1か月
不整脈源性右室心筋症	運動は禁忌	C	1～3か月

（日本循環器学会，他．循環器病ガイドラインシリーズ 2016 年度版：学校心臓検診のガイドライン．2016．
http://www.j-circ.or.jp/guideline/pdf/JCS2016_sumitomo_d.pdf（閲覧：2018 年 5 月 18 日）より抜粋）

拘束型心筋症

　心室の拡張や肥大はなく心筋の収縮力も正常ですが，心室筋が固く，拡張しにくくなっている心筋症です．左右の心房は著明に拡張し，心室への血液の流入障害があります．呼吸困難，浮腫，腹水，肝肥大，静脈圧上昇，肺うっ血が生じます．肥大型や拡張型に比べ，小児期では稀ですが，成人に比べ予後は著しく不良で，発症 2 年で 50% が死亡します．

　リスク評価のためには，以下の検査が必要です．

　①心エコー：心房の著明な拡大，心室は小さめから正常な大きさで，心室壁の肥厚がなく，収縮能は保たれています．ドプラ心エコーで，心室の流入障害が明らかです．②胸痛や失神の既往．③心電図，ホルター心電図．④胸部 X 線での肺うっ血所見．

　胸部 X 線写真での肺うっ血所見，胸痛や失神の既往，心電図での ST 変化など心筋虚血を示す所見のある症例では予後は極めて不良です．急激な症状の進行が予想されるため，本症と診断された全ての児は高度リスクを有します．

　管理指導：無症状なら D，有症状なら C．原則として競争的運動や学校の運動部は禁止です．また，定期的にリスク評価のための検査を繰り返す必要があります（表 1）．

心筋緻密化障害

　心室壁の過剰な網目状の肉柱形成と深い間隙を特徴とし，遺伝性の強い心筋症です．典型例は，新生児期に心不全のため死亡し，心移植の対象になっている疾患で，近年，年長児や成人例も多数報告されるようになりました．心収縮力が低下し拡張型心筋症に類似している場合や，塞栓症，不整脈，特に致死的な不整脈を合併する場合があります．新生児期，乳児期発症では重篤な心不全症状で発症し，学童期～思春期では，心電図検診で無症状のうちに発見されています．

　リスク評価のためには，心不全症状の確認と，心エコー所見が極めて有用です．

　①呼吸困難，動悸，胸部圧迫感，咳嗽，四肢冷感，浮腫，運動時の易疲労性．②心エコーで，心室壁の著明な肉柱形成が特徴で，心機能低下例は予後不良．③重篤な不整脈．④胸部 X 線での心拡大．⑤ MRI や CT でも，肉柱形成の広がりがわかりやすい．

管理指導：初診時の心機能と心不全の有無が予後規定因子です．学校心臓検診で無症状のうちに発見された例では，長期間経過しても，多くは変化がありません．しかし，不整脈による突然死例や，成人期に心不全や不整脈で発症する可能性もあり，年余にわたる経過観察が必要です．管理区分は拡張型心筋症に準じます．

不整脈源性右室心筋症

主として右室心筋，時に両心室にみられる進行性の変性，脂肪浸潤，線維化を特徴とし，右室の拡大や収縮不全，右室起源の心室性不整脈がみられる進行性の疾患です．しばしば家族性に発生します．発症年齢は早くても思春期後期以後で，20～40歳がほとんどです．若年者の突然死の原因として重要で，初発症状のこともあります．動悸，易疲労などの症状がみられることがありますが，無症状のこともあります．運動誘発性の心室性不整脈，頻発する持続性の心室頻拍により，失神や突然死の原因になることがあります．

リスク分類に必要な検査は，以下になります．

①詳細な既往歴と家族歴の聴取．②安静時12誘導心電図，24時間または48時間のホルター心電図記録．③胸部X線写真．④心エコー：右室に特異的所見である，瘤形成，肥厚した肉柱，突出 bulging，右室全体の収縮低下．⑤MRIで，右室の瘤形成，収縮低下，脂肪浸潤，遅延性濃染．⑥心筋生検で，脂肪浸潤，線維化が著明．

予後不良を予測する因子は，若年発症，競技スポーツ選手，突然死の家族歴，広範な右室病変あるいは左室への進展，失神の既往，心室頻拍などで，本症と診断された全ての児は高度リスクを有します．

管理指導：軽い運動を除き，運動は禁忌です（表1）．定期的にリスク評価のための検査を繰り返すことが必要です．

文献

・日本循環器学会，他.：2016年版学校心臓検診のガイドライン．2016，http://www.j-circ.or.jp/guideline/pdf/JCS2016_sumitomo_h.pdf（閲覧：2018年2月21日）．

・Lipshultz SE, et al.：Risk stratification at diagnosis for children with hypertrophic cardiomyopathy：an analysis of data from the Pediatric Cardiomyopathy Registry. Lancet 2013；382：1889-97.

・Webber SA, et al.：Outcomes of restrictive cardiomyopathy in childhood and the influence of phenotype：a report from the Pediatric Cardiomyopathy Registry. Circulation 2012；126：1237-44.

（市田　蕗子）

B 心筋症・心筋炎

Q32 | 小児期の心筋炎はどのようなものがありますか？また，その管理指導はどのように行えばよいですか？

Point

- 急性心筋炎は，ウイルス性呼吸器感染や胃腸炎が数日のうちに急激に心筋を侵し，収縮不全と重症不整脈による心不全となる疾患である．
- 気付かれずに学校生活を続ける間に突然死をきたすことがあり，突然死の原因として重要である．
- 学校心臓検診では発見されることは極めて稀であるが，期外収縮の多発している児などでは，心筋炎の存在には留意する必要がある．

Key Words 劇症型心筋炎，急性心筋炎

小児期に発症する心筋炎は，劇症型心筋炎が 30 ～ 40%，急性心筋炎が 40 ～ 50%，その他が 5 ～ 10% の頻度です．小児期の致命率は 10 ～ 15% と考えられていますが，新生児期では，さらに予後不良です．心筋炎が疑われたら，まず小児救命救急管理が可能な施設に搬送します．急性期の治療の基本は安静と心臓の負荷の軽減です．心電図変化のみの症例や軽症例に対しては酸素投与と安静で十分ですが，急激な病状の変化に対応できる体制を整えておく必要があります．急性心筋炎では 1/3 が完全回復し，1/3 で何らかの後遺症を示しますが無症状な状態に回復します．

急性心筋炎

心筋の炎症により心筋の機能障害をきたし，心不全や不整脈がみられる疾患です．病因はウイルス感染が多く，B 型コクサッキーウイルスとアデノウイルスがほとんどですが，他にも多くのウイルスが原因となります．他に，小児期ではマイコプラズマ，川崎病，リウマチ熱，全身性エリテマトーデス（systemic lupus erythematosus：SLE）などの膠原病や薬物が原因となる可能性があります．予後不良因子は 1 歳未満の発症やアデノウイルス感染といわれています．発症には，炎症細胞や T リンパ球，炎症性サイトカインなど複雑な免疫応答の関与が考えられています．

日本小児循環器学会の希少疾患調査でも，急性心筋炎は年間 50 ～ 60 例の報告があります．また，急性心筋炎は若年者の突然死の重要な原因で，9 年間で 478 例の報告例のうち，約 10% が死亡しています．

心筋炎の多くは，上気道感染症や消化器感染症などの先行感染症の後，数日して全身倦怠感，不機嫌，呼吸困難など非特異的な症状で発症することが多いですが，刺激伝導系の障害による不整脈（Stokes-Adams 発作で発症する完全房室ブロック，心室頻拍または上室頻拍）が初発症状のこともあります．

劇症型心筋炎

急激な循環動態の破綻による劇症型心筋炎の場合には，ショックで発症します．劇症型心筋炎は依然予後不良であるため，急性期の迅速な対応が求められます．心原性ショックや重症不整脈に対

表1 2次以降の検診で必要な診察・検査項目，専門医紹介を必要とする所見

心疾患	2次以降の検診で必要な診察・検査項目	2次以降の検診で専門医紹介を必要とする所見
心筋炎	問診，聴診，12誘導心電図，心エコー	心電図：脚ブロック，房室ブロック，期外収縮の頻発や心室頻拍などの不整脈，ST-T変化，異常Q波，低電位
		問診票：胸痛，動悸，失神など比較的突発的な症状

（日本循環器学会，他．循環器病ガイドラインシリーズ2016年度版：学校心臓検診のガイドライン．2016．
http://www.j-circ.or.jp/guideline/pdf/JCS2016_sumitomo_d.pdf（閲覧：2018年5月18日）より抜粋）

して，早期の心肺補助循環が有用と考えられ，小児期でも積極的な使用が勧められています．このため，心肺補助循環が施行可能な施設の把握と速やかな搬送が重要です．

➕ 慢性心筋炎

稀ではありますが，数か月以上持続する心筋炎で，突然死，うっ血性心不全症状，不整脈などを認め，拡張型心筋症の病態を呈する疾患です．不顕性に発症し発病時期がはっきりしない型と，急性心筋炎が遷延する型とがあります．遷延する易疲労性，呼吸困難，体重増加不良などの症状があり，治療困難で予後不良の疾患です．

学校検診である数年間のみの不整脈や心筋障害の所見が発見される場合は，心筋炎の関与の可能性があります．

➕ 検診での抽出基準

発症時は，感冒様症状と軽微な心電図変化にとどまるものから，致死的不整脈や心原性ショックに陥る重症例までさまざまです．乳児期早期には劇症型が多く，これに対し年長児では，発熱を伴う感冒様症状や嘔吐・下痢などの消化器症状が先行し，数日から数週後に，易疲労感，浮腫，胸痛，動悸，呼吸困難，ショックなどの心症状が出現します．初発症状が，不整脈による失神（Adams-Stokes発作）や突然死のこともあります．

感冒罹患中または罹患後に頻脈，不整脈，浮腫，呼吸困難，意識低下，失神，心拡大などの心不全を疑わせる症状や所見がみられた場合には運動参加を見あわせ，心臓専門医受診を勧めます（表1）．胸部聴診で，洞頻脈，心音の微弱，奔馬調律を聴取します．心電図は，房室ブロック，ST-T変化，異常Q波，低電位，脚ブロック，心室期外収縮や心室頻拍など多彩な所見が短時間に変化しながら出現するのが特徴です．急性期を乗り切ると，心機能が正常化する例が多いのですが，一部は拡張型心筋症へと移行します．小児期の特徴は，不整脈，特に心室頻拍や心室期外収縮の頻発を残すことであり，長期にわたる観察が必要です．

➕ 管理指導区分のための取り扱い

急性期の心筋炎と診断された全ての小児は入院治療の必要があります．
①心電図は，ほとんどの例で何らかの心電図異常（ST-T波の異常，房室ブロック，脚ブロック，心室内伝導障害，心室期外収縮など）がみられますが，特異的ではありません．心室不整脈の頻発や完全房室ブロックは劇症化の危険サインです．
②心エコーでは，心室や心房の拡大，壁運動の低下，心嚢液の貯留，一過性心筋肥厚，乳頭筋不全による房室弁逆流がみられます．これらの所見は数時間単位で変化するため，繰り返し検査し経過観察することが肝要です．左室壁運動異常の程度は，心不全の重症度とよく相関します．

表2 心筋炎の管理指導区分の条件，管理指導区分，観察間隔

	管理指導区分の条件	管理指導区分	観察間隔
心筋炎	急性期を過ぎて活動性が消失し，無症状	D	3〜6か月
	急性期を過ぎて活動性が消失し，有症状	C	1〜3か月
	慢性心筋炎で無症状	D	3〜6か月
	慢性心筋炎で有症状	C	1〜3か月

(日本循環器学会，他．循環器病ガイドラインシリーズ2016年度版：学校心臓検診のガイドライン．2016. http://www.j-circ.or.jp/guideline/pdf/JCS2016_sumitomo_d.pdf
(閲覧：2018年5月18日)より抜粋)

③胸部X線は軽度の心拡大を認める例が多く，重症では，心膜液貯留のため心拡大が顕著で，肺うっ血や胸水貯留を認める例もあります．

④心臓核医学検査では，急性期に ^{67}Ga心筋シンチグラフィ，^{99m}Tc心筋シンチグラフィでの陽性像，^{111}In-抗ミオシン抗体の集積像，急性期から遠隔期にかけての ^{201}Tl心筋シンチグラフィでの欠損像が病変部位の診断に有用です．

⑤MRIでは，壁運動低下部位で浮腫像と心腔内の血流停滞信号が観察されます．

⑥血液検査で白血球増多，CRP上昇，赤沈亢進の他，心筋逸脱酵素（CPK，CK-MB，LDH，AST，トロポニン-T）の上昇がみられます．特に心筋トロポニン-Tは診断の契機となり，持続上昇は重症化を予知でき，診断的価値が高いといわれています．

⑦ウイルスの分離，ペア血清による4倍以上の抗体価の変化，ウイルスゲノム検索は有用です．

⑧心内膜下心筋生検で炎症性細胞の浸潤，心筋細胞の融解や変性，断裂，消失，間質の浮腫や線維化を認めることがあります．

➕ 管理基準（表2）

症状や検査所見で活動性が消失したと判断された場合には，心エコーなどで心機能を測定し，ホルター心電図や運動負荷心電図などで不整脈の評価を行って，運動許容条件を判定します．

急性期を過ぎて活動性が消失したと判断されれば，拡張型心筋症の項に準じて運動許容条件を判断します（→ **Q31** 参照）．

慢性心筋炎では，無症状なら D，有症状なら C の管理指導区分とします．原則として強い運動や学校の運動部は禁止します．

📖 文献

・和泉徹，他．：循環器病の診断と治療に関するガイドライン(2008年度合同研究班報告) 急性および慢性心筋炎の診断・治療に関するガイドライン(2009年改訂版)．2009．http://www.j-circ.or.jp/guideline/pdf/JCS2009_izumi_h.pdf(閲覧：2018年2月21日)．

・日本循環器学会，他．：2016年版学校心臓検診のガイドライン．2016．http://www.j-circ.or.jp/guideline/pdf/JCS2016_sumitomo_h.pdf(閲覧：2018年2月21日)．

・Matsuura H, et al.：Clinical Features of Acute and Fulminant Myocarditis in Children - 2nd Nationwide Survey by Japanese Society of Pediatric Cardiology and Cardiac Surgery. Circ J 2016；80：2362-8.

(市田 蕗子)

C 先天性心疾患

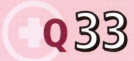

Q33 左右短絡には主にどのようなものがありますか？ また，1次検診での先天性心疾患の抽出基準や2次以降の検診で必要な検査項目などを教えてください

Point
- 学校心臓検診において，問診によって適切な経過観察を受けているかを確認し，必要に応じて抽出する必要がある．
- 学校心臓検診で新規に発見される左右短絡疾患は比較的稀だが，心房中隔欠損は新規に発見されることが一定の頻度である疾患として重要である．
- 心室中隔欠損，動脈管開存，房室中隔欠損も学校心臓検診で遭遇することが多い疾患である．

Key Words　左右短絡疾患，遺残病変，心房中隔欠損

問診によっても抽出すべき左右短絡疾患

　先天性心疾患の既往がある児童・生徒の場合，学校心臓検診において問診による疾患の確認は重要です．いずれの疾患においても，問診でこれまでの既往をしっかりと確認の上，疾患が指摘されているにもかかわらず適切な経過観察を受けていない，あるいは術後の遺残病変の存在が疑われるのに，通院を自己中断されていると思われる場合は1次検診において抽出し，適切な経過観察に繋げる必要があります．たとえば房室中隔欠損は，術後に房室弁逆流などが遺残する場合が比較的あり，放置すると不整脈や心不全に繋がる場合もあります．したがって心内修復術後であっても，こうした病変に対して必要に応じて検査，治療が検討されるため，適切な経過観察が重要となります．一方で，動脈管開存の術後はほとんど遺残病変は出現しないため，主治医により経過観察が終了されていることが確認されていれば，抽出する必要がありません．

学校心臓検診で新規に発見される左右短絡疾患：心房中隔欠損

1. 心房中隔欠損の概要

　多くの左右短絡疾患は新生児期～乳児期に発見され，治療あるいは経過観察されています．しかし，心房中隔欠損は乳児期に治療を要することは稀で[1]，成長に伴って，右心室のコンプライアンスが増加することで短絡量が増え，小中学生で初めて何らかの所見が出現する場合があります．また，心不全，肺高血圧，不整脈などの出現は20～30代以降となることが一般的です．したがって，手術適応があっても小中学生では無症状な場合があり，学校心臓検診で初めて心房中隔欠損が診断されることが比較的ある疾患といえます．

2. 1次検診のポイント

　1次検診にあたっては，問診で既往の確認をするとともに，聴診では短絡量が増加すると相対的肺動脈狭窄による胸骨左縁第2肋間での収縮期雑音，II音の固定性分裂，胸骨左縁第4肋間での拡張期ランブルなどを認めます．心電図では不完全右脚ブロックが有名ですが，その他にT波に特徴的な所見を呈する場合があります．小児の胸部誘導では右側胸部誘導でT波が陰性，左側胸部

誘導ではT波が陽性で，その境界となる誘導が成長に伴って右側にずれていきます．一方で，心房中隔欠損ではV$_3$およびV$_5$，V$_6$誘導で陽性T波であるにもかかわらずV$_4$誘導のみ陰性T波が認められる孤立性陰性T波を呈する場合があります[2]．ただし，心電図所見のみによる心房中隔欠損の的確な抽出は困難で，限界があることを認識しておくことが重要です．

3. 2次以降の検診のポイント

2次以降の検診では，胸部X線，心エコーによる評価が必要になります．胸部X線で肺動脈拡大を示唆する左第2弓の拡大，右房拡大を示唆する右第2弓の拡大，肺血管陰影の増強をチェックします．また，心エコーでは，心房間の欠損孔をサイズ，位置も含め確認すること，短絡量を反映する右心系の拡大や心室中隔の奇異性運動の有無，合併しやすい部分肺静脈還流異常の検索をする必要があります．

➕ 学校心臓検診で遭遇することが多いその他の左右短絡疾患：心室中隔欠損，動脈管開存，房室中隔欠損

1. 心室中隔欠損

就学前に診断されている左右短絡疾患のなかで頻度の高いものとして，心室中隔欠損があります．短絡量が多い場合や肺高血圧を認めていた場合は乳幼児期までに心不全を発症し，心内修復術を受けていることがほとんどです．短絡量が少ない場合は一般的には手術なしで無投薬，運動制限なしで経過観察されている場合がほとんどですが，大動脈弁右冠尖の逸脱，大動脈弁逆流が生じる場合は手術適応となり，これらは学童期以降にも起こり得るため，適切な経過観察が必要です．

1次検診では問診による既往の確認の他，聴診での胸骨左縁での全収縮期雑音，II音の亢進を認められれば抽出が必要です．また心電図は軽症例では正常ですが，中等症以上では左室容量負荷による左室肥大所見や肺高血圧の進行による右室肥大所見を参考に抽出します．ただし適切な経過観察を受けている場合，中等症異常の所見が認められることは稀です．

2次以降の検診では胸部X線で心拡大や肺血管陰影の増強の有無を確認し，心エコーで欠損孔の大きさ，位置，左心系の拡大や肺高血圧の有無，大動脈弁逸脱や大動脈逆流の有無を確認します．術後例では遺残短絡の有無も確認します．

2. 動脈管開存

動脈管開存は就学前にほとんどの症例で手術あるいはカテーテル治療で治療されており，学校心臓検診をきっかけに新規に診断されることは稀です．

1次検診では，胸骨左縁上部における連続性雑音，あるいは無害性心雑音を除く収縮期雑音を認める場合は抽出します．また，学童期以降では稀ですが短絡量が多ければ拡張期血圧が低下して，脈圧が大きくなるため反跳脈を触知する場合もあります．心電図では動脈管開存に特徴的な所見はなく，軽症例では正常範囲内ですが，聴診触診所見を参考に軽度の左室肥大所見，あるいは右室肥大所見を認める場合は抽出します．

2次以降の検診では1次検診での検査の他に心エコーにて動脈管の確認が必要です．

3. 房室中隔欠損

房室中隔欠損は不完全型と完全型に分かれ，多くは学童期までに診断がなされ，治療がなされています．不完全型は稀に学校心臓検診で診断される場合もあります．この疾患は心内修復術後も遺残病変が認められることが多く，生涯にわたる経過観察が望ましいため，1次検診での問診による

適切な経過観察の確認が重要です．その他，聴診において胸骨左縁上部における収縮期雑音，あるいは胸骨左縁下部の全収縮期雑音や拡張期ランブル，心尖部全収縮期雑音，心尖部拡張期ランブルを認める場合は抽出が必要です．また就学後では稀ですが，肺高血圧が遺残する場合に認められるII音の亢進も確認する必要があります．心電図では左軸偏位を呈することが比較的多く，不完全右脚ブロックを伴う場合は抽出します．

　2次以降の検診では基本的に専門医による評価が望ましいですが，胸部X線によって心拡大や肺血管陰影の増強の確認をすること，心エコーにて欠損孔の位置や房室弁逆流の程度，あるいは心内修復術後の場合は遺残短絡の有無，房室弁逆流の有無，肺高血圧の有無，本疾患に合併しやすい左室流出路狭窄の有無をチェックすることが必要です．

📖 文献

1) Geva T, et al.：Atrial septal defects. Lancet 2014; 383: 1921-32.
2) Izumida N, et al.：Analysis of T wave changes by activation recovery interval in patients with atrial septal defect. Int J Cardiol 2000; 74: 115-24.

（加藤　太一）

C 先天性心疾患

Q34 右左短絡には主にどのようなものがありますか？また,1次検診での先天性心疾患の抽出基準や2次以降の検診で必要な検査項目などを教えてください

Point
- 右左短絡を伴う先天性心疾患は未治療,手術後にかかわらず,全例が抽出対象となる.
- 問診票の記載を十分に確認し,継続的な管理に繋げられるよう留意しなければならない.

Key Words　左右短絡,チアノーゼ性先天性心疾患

　右左短絡を伴う先天性心疾患(いわゆるチアノーゼ性先天性心疾患)にはFallot四徴,完全大血管転位,Fontan手術を必要とする機能的単心室(狭義の単心室だけでなく,左室が主心室になる三尖弁閉鎖,右室が主心室になる左心低形成症候群など,実際にはさまざまな先天性疾患を含む)が挙げられます.診断技術が進歩し,心臓手術が確立した現在においては,ほとんどが新生児～乳幼児期までに診断され,遅くとも就学前までには心内修復術が完了します.手術後も長期的に病院での定期検診を継続して受けている児童・生徒が大部分です.そのため学校心臓検診で初めて診断されることは稀だと考えられますが,なかにはさまざまな事情によって本来であれば必要な定期検診が途絶えてしまっている事例がありますので,そのような児童・生徒を抽出して適切な管理に繋げていくことも学校心臓検診の重要な役割となります.

1次検診の注意点

　1次検診においては,右左短絡を伴う先天性疾患は未治療,姑息術後,心内修復術後にかかわらず,全例が抽出対象となります.胸部の聴診では心雑音を聴取することは珍しくありません.安静心電図では元々の疾患特有の術後変化として,もしくは遠隔期の続発症として心負荷,不整脈などの異常所見を伴うことも少なくありません.抽出のためには問診票の記載内容を十分に確認することが大切です.定期検診の記載に関して不確実な部分がある場合には,安易に「経過観察中のため精検不要」とはせずに,2次検診もしくは管理している病院への受診を指導する必要があります.

2次検診以降の注意点

　2次以降の検診では12誘導心電図,胸部X線,心エコー,運動負荷心電図,ホルター心電図の他,心臓カテーテル検査,CT,MRI,核医学検査,心肺運動負荷試験などを必要に応じて施行します.
　学校生活管理指導区分の決定に際しては,これらの検査結果や治療経過も含めて個々に評価することになります.それぞれの運動耐容能に応じて運動強度を設定することはもちろんですが,ペースメーカ植込み手術や抗凝固療法が行われている場合には外傷を受けやすい競技,他人と接触の多い競技は避ける必要があります.
　いずれにしても右左短絡を伴う先天性心疾患の児童・生徒は,原則的に全例で継続的な管理が必要になります.定期的な検診が行われていない児童・生徒では可能な限り早期に専門医の診察に繋ぐよう留意しなければなりません.

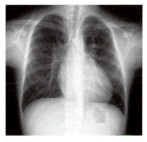

図1 実例1：胸部X線像

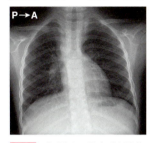

図3 実例2：胸部X線像

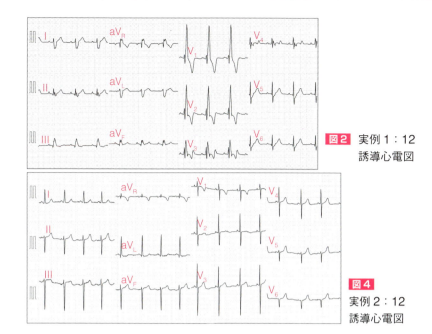

図2 実例1：12誘導心電図

図4 実例2：12誘導心電図

➕ 右左短絡を伴う先天性心疾患の実例

1. Fallot四徴の12歳男子（中学1年生）

　新生児期，心雑音を契機にFallot四徴と診断．生後3か月での短絡手術を経て，1歳0か月で心内修復術（心室中隔欠損孔閉鎖＋右室流出路形成）を施行した．中学生になった現在も年2回の定期検診を継続している．本人は無症状である．

　胸部聴診上は胸骨左縁第3肋間にLevine分類Ⅱ度のto and fro雑音を聴取する．胸部X線（図1）では心胸郭比（CTR）＝57%の心拡大，12誘導心電図（図2）では右軸偏位，完全右脚ブロックを認める．心エコーでは軽度の肺動脈狭窄および中等度の肺動脈逆流が残存しており，右室は拡大している．長期的な経過で右心不全を生じる可能性があり，将来は肺動脈に対する再手術を考慮しなければならない．学校生活管理指導区分は「E禁」として管理中．

2. 右室性単心室の6歳女児（小学1年生）

　出生直後からのチアノーゼを主訴にNICUに新生児搬送され，右室性単心室，肺動脈閉鎖の確定診断となった．生後1か月で短絡手術，生後4か月でのGlenn手術を経て，1歳6か月でFontan手術（心外導管によるTCPC）に到達した．2か月毎の定期検診を継続している．

　心雑音は聴取せず，胸部X線（図3）で心拡大を認めない．12誘導心電図（図4）では左軸偏位，左側胸部誘導のR波減高を認める．就学前の心臓カテーテル検査ではFontan循環が十分に成立していることが確認された．血栓予防のためにワルファリン内服を継続しているため，学校生活では外傷に注意が必要となる．学校生活管理指導区分は「E禁，ただしマラソン，格闘技禁止」として管理中．

📖 文献

・高尾篤良，他．：臨床発達心臓病学　改訂第3版．中外医学社，2001．
・日本学校保健会：学校心臓検診の実際 −平成24年度改訂−．日本学校保健会，2013．

（鉾碕　竜範）

C 先天性心疾患

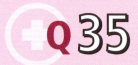

Q35 弁疾患には主にどのようなものがありますか？　また，1次検診での先天性心疾患の抽出基準や2次以降の検診で必要な検査項目などを教えてください

> **Point**
> - 弁疾患には僧帽弁閉鎖不全・狭窄，大動脈弁閉鎖不全・狭窄，三尖弁閉鎖不全，肺動脈弁閉鎖不全・狭窄などがある．
> - 単独の疾患・他の先天性心疾患に合併・Marfan症候群等の結合織疾患に伴うものなどがある．
> - 学校心臓検診1次検診では，心房中隔欠損の心電図所見からの抽出基準と2次検診に必要な検査項目を解説する．

Key Words 僧帽弁閉鎖不全，大動脈弁閉鎖不全，心房中隔欠損，孤立性陰性T波

弁疾患

　就学前にみつかって経過観察されている例が多いのですが，軽症例では学校検診でみつかる場合もあります．

　僧帽弁閉鎖不全は弁尖や腱索の病変によるものと，左室・弁輪拡大による2次性逆流があります．僧帽弁逸脱は大抵，僧帽弁閉鎖不全を伴います．思春期以降の女性に多く，長期予後は良好です．また，Marfan症候群に合併することもあります．僧帽弁狭窄の頻度は稀ですが，先天的なものが主なので就学前に診断されていることが多いです．

　大動脈弁閉鎖不全ですが，大動脈弁二尖弁によるものは加齢とともに大動脈弁閉鎖不全の頻度が上がります．またFallot四徴や大血管転位の動脈スイッチ術後遠隔期に大動脈基部拡大に伴って合併するものや，Marfan症候群等の結合織病で大動脈弁輪拡大に伴って起きる場合もあります．大動脈弁狭窄は，二尖弁によるものは新生児期発症の重症例から成人になって初めてみつかる例まで重症度は幅広くあります．小児期発症例では心雑音でみつかります．

　三尖弁閉鎖不全はEbstein病に合併したり（三尖弁の付着部異常），他の先天性心疾患に合併したり，肺高血圧による右室圧上昇や右室機能低下によって2次性にきたすこともあります．肺動脈弁狭窄は単独のものは予後良好で，軽症では無症状です．他の先天性心疾患に伴うものの，予後は軽症から重症まで幅広くあります．肺動脈弁閉鎖不全は先天性心疾患術後（Fallot四徴など）に多くみられます．

1次検診での先天性心疾患の抽出基準

　先天性心疾患の大部分は心雑音やチアノーゼなどを呈し，乳幼児期までに診断・フォローされています．しかし無症状で心雑音もあきらかでない場合には，学校心臓検診で初めてみつかります．その主な疾患には，心房中隔欠損（atrial septal defect：ASD）・部分肺静脈還流異常（partial anomalous pulmonary venous return：PAPVR）・不完全型房室中隔欠損（atrioventricular septal defect：AVSD）などがあります．ASD・PAPVRの1次検診の心電図抽出基準としては右室の容量負荷を示す所見が主

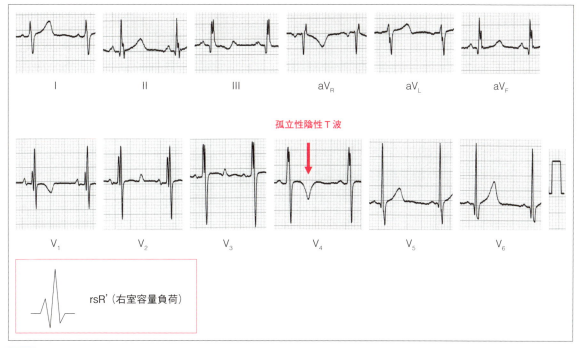

図1 6歳(男児) 心房中隔欠損

体となります．V_1のrsR'パターン(R'は幅がある)，V_4の孤立性陰性T波などは特異的所見(図1)であり，その他右軸変位・1度房室ブロック，V_4誘導での陰性T波などが参考になりますが，正常心電図所見の場合も少なからず見受けられます．AVSD不完全型は心房中隔の一次孔のみが欠損しているもので，心電図では不完全右脚ブロックに加えてQRS軸の左軸偏位を呈します．学校医の聴診所見(胸骨左縁第2肋間におけるI～II/VI度収縮期駆出性雑音)から要2次検診になる場合もあります．2次検診では胸部X線(肺血流増加・心拡大など)・心エコーを施行します．明らかな右心系容量負荷があり，治療適応があれば造影CT(肺静脈の還流の確認)，必要であれば心臓カテーテル検査を施行します．

(岩本　眞理)

C 先天性心疾患

Q36 手術をした先天性心疾患の児童・生徒に対する管理指導について教えてください

✛ Point

- 手術をした先天性心疾患の児童・生徒は，身体的活動により病態の悪化や突然死をきたす潜在的リスクを有し，適切な生活管理が必要であるが，不必要な運動制限は行わないことも重要である．
- 術後児童・生徒の管理を決定する上で，心不全，肺高血圧，不整脈などの合併症の他，疾患や術式により注意を要する術後残存病変の評価がポイントとなる．
- 多くの先天性心疾患患者が成人に達するようになり，成人期の社会生活への適切な適応を見据えた小児期の管理指導も大切である．

🔑 **Key Words**　先天性心疾患，管理指導

✛ 管理決定のための検査・評価項目

　術後児童・生徒の観察には，聴診，12誘導心電図，胸部X線（正面），心エコーを行います．術後管理指導区分を規定する因子として，心不全（循環不全），肺高血圧，不整脈が挙げられます．術後患者では特に運動中の突然死が問題となるため[1]，運動負荷心電図により，不整脈の誘発や心筋虚血の有無を評価します．心不全や病態の悪化に繋がる術後残存病変を**表1**に示しますが，疾患，術式により合併しやすい病変には特に注意します．また抗凝固薬の内服の有無など，治療の内容も確認が必要です．

✛ 注意を要する術後病態とその管理

1. 心不全

　術後心不全・循環不全の原因として，後述する残存短絡，弁逆流，弁狭窄，心筋障害，不整脈などが挙げられます．動悸がする，息切れする，疲れやすい，食欲がない，めまいがする，汗が多いなどの自覚症状，顔色不良，チアノーゼ，浮腫，咳，活動性の低下，体重減少などの他覚症状に注意します．心不全の重症度に応じて管理指導区分を決定しますが，通常管理指導区分D以上の管理が必要となります．

2. 肺高血圧

　心内修復後にも肺高血圧が残存した場合は，管理が必要となります．肺高血圧は平均肺動脈圧25 mmHg以上と定義されますが，三尖弁逆流の流速3 m/秒以上，心室中隔の平坦化などの心エコー所見，右室肥大などの心電図所見を基準に診断します．肺高血圧を認める場合，通常管理指導区分D以上の管理が必要となります．

3. 不整脈

　術後には，心筋切開，心筋瘢痕化，刺激伝導系障害，心筋障害などにより多様な不整脈をきたし

表1 術後先天性心疾患の術後管理上のポイント

疾患	主な術後の問題
動脈管開存	肺高血圧
心房中隔欠損	肺高血圧，不整脈
心室中隔欠損	肺高血圧，不整脈
房室中隔欠損	肺高血圧，不整脈 房室弁逆流，左室流出路狭窄
Fallot 四徴	右室流出路狭窄，肺動脈分岐部狭窄，肺動脈弁逆流，三尖弁逆流，右心不全，不整脈
完全大血管転位	肺動脈分岐部狭窄，新大動脈弁逆流，心筋虚血，不整脈
総肺静脈還流異常	肺静脈狭窄・閉塞，上室性不整脈，洞不全症候群
Fontan 術後	中心静脈圧上昇，蛋白漏出性胃腸症，不整脈，チアノーゼ
姑息手術後	チアノーゼ，多血症

表2 術後先天性心疾患の管理区分決定の目安となる所見

疾患	管理区分「E 可」（運動制限なし）の目安となる所見
動脈管開存	肺高血圧（−）
心房中隔欠損	肺高血圧（−），不整脈（−）
心室中隔欠損	肺高血圧（−），不整脈（−）
房室中隔欠損	肺高血圧（−），不整脈（−） 左側房室弁逆流軽度以内（左室拡大なし） 左室−大動脈の圧格差　20 mmHg 未満
Fallot 四徴	肺動脈弁逆流，三尖弁逆流がともに軽度で右室の収縮が良好 右室拡大が軽度以内 右室圧が正常または軽度上昇 不整脈（−） 運動負荷で異常を認めない
完全大血管転位	運動耐容能良好 新大動脈弁逆流軽度以内 右室流出路狭窄が 30 mmHg 未満 左右心室機能が良好 不整脈（−） 運動負荷で異常を認めない
総肺静脈還流異常	肺高血圧（−），不整脈（−）
Fontan 術後	個別の判断となるが，通常「E 禁」以上の管理が必要
姑息手術後	個別の判断となるが，通常「E 禁」以上の管理が必要

ます．房室ブロック，洞不全症候群，期外収縮（上室性・心室性），頻拍（上室性・心室性），接合部調律などがみられます．疾患や術式に特異的なものもあり，術後の突然死の原因となると考えられています[2]．心室中隔欠損やFallot四徴の心内修復術後には，完全右脚ブロックがしばしばみられます．心不全症状や中等度以上の残存病変がない場合でも，運動負荷で頻脈性不整脈や期外収縮が誘発される場合は通常管理指導区分 D 以上の管理が必要となります．

4. 感染性心内膜炎

術後残存短絡，弁逆流，狭窄，人工弁や心外導管など人工物を使用した術後患者では，感染性心内膜炎のハイリスクであり，抜歯などの菌血症をきたす処置時には抗菌薬による予防が勧められ，歯科衛生の指導も大切です．

5. 抗凝固薬の内服

抗血小板薬や抗凝固薬を内服中の患児では，外傷の多い，激しい体の接触を伴うスポーツは避ける必要があります．また，ワルファリン内服中の患者では，納豆やクロレラなどの摂取を避けるように指導が必要です．

➕ 疾患・術式による術後病態と管理[3]

以下に各疾患術後管理のポイントと**表2**に管理指導区分 E の目安となる所見を示します．

1. 動脈管開存・心室中隔欠損・心房中隔欠損

不整脈や肺高血圧に注意が必要です．残存病変がない動脈管開存では管理不要でも可とします．

2. 房室中隔欠損

不整脈や肺高血圧に加え，左側房室弁の逆流や左室流出路の狭窄が管理上のポイントとなります．

3. Fallot 四徴

右室流出路から肺動脈分岐部の狭窄による右室圧の上昇，肺動脈弁逆流と三尖弁逆流による右室

拡大と右心不全，不整脈に注意が必要です．

4. 完全大血管転位（動脈スイッチ術後）

肺動脈を大動脈の前方で吻合する術式では，伸展により肺動脈分岐部狭窄が問題となります．また，術後の新大動脈弁は解剖学的肺動脈弁であり，弁逆流に注意します．術式には冠動脈の移植が含まれ，冠動脈の起始異常を合併することも多く，遠隔期の心筋虚血は突然死とも関連するため，運動負荷試験により心筋虚血を評価します．

5. 総肺静脈還流異常

肺静脈閉塞・狭窄による肺高血圧や洞不全症候群など心房性不整脈に注意します．

6. 機能的単心室（Fontan 術後）

症状，身体所見，運動耐容能を総合的に評価し，管理指導区分を決定する必要があります．Fontan 術後患者でも適切な運動により運動能力や QOL を高める効果が期待されているので，運動時の自覚症状に応じて無理のない運動は許可し，不必要な運動制限を行わないことが重要です．中心静脈圧が高いことにより，蛋白漏出性胃腸症，うっ血性肝障害などを遠隔期に生じる可能性があります．Fontan 術後では，不整脈は急な循環悪化ないし突然死の原因となります．

7. 姑息手術後，心内修復術（根治手術）未施行

心血管構造・機能の問題のため心内修復が困難であり，体肺動脈短絡術や Glenn 手術後の状態の児童・生徒では，チアノーゼや心不全の程度により個々に管理指導区分を決定する必要があります．多血症にも注意が必要であり，右左短絡残存のため，中枢神経系の塞栓症状も注意が必要です．

文献

1) Ackerman M, et al.：Sudden cardiac death in the young. Circulation 2016；133：1006-26.

2) Gatzoulis MA, et al.：Risk factors for arrhythmia and sudden cardiac death late after repair of tetralogy of Fallot：a multicentre study. Lancet 2000；356：975-81.

3) 日本循環器学会，他.：2016 年版学校心臓検診のガイドライン．2016．http://www.j-circ.or.jp/guideline/pdf/JCS2016_sumitomo_h.pdf（閲覧：2018 年 3 月 19 日）.

（澤田　博文）

D 冠動脈異常

Q37 冠動脈異常を学校心臓検診で抽出することは可能ですか？ 1次検診での抽出基準や2次以降の検診で必要な検査項目と管理指導などについて教えてください

Point

- 対側のバルサルバ洞から起始する左右冠動脈起始異常は，若年者の運動時の心臓性突然死の主要な原因であるが，学校心電図検診での抽出が困難である．
- 本症は院外心停止，偶然の機会で発見されることがあり，専門施設での診療が重要である．

Key Words　冠動脈起始異常，学校心臓検診

冠動脈起始異常の発見機会と管理

　左右冠動脈が対側のバルサルバ洞から起始する冠動脈起始異常は，若年スポーツ選手，児童・生徒の心源性院外心停止の 11 ～ 12% を占め，若年者の心源性院外心停止の主要な原因です．安静時心電図は通常は正常範囲であり，検診心電図での抽出は困難です．本症は，無症状で川崎病の冠動脈造影など偶然の検査の機会，心臓性突然死の剖検時，院外心停止の救命例で診断されることが多く，約 30% の例で運動時の失神，胸痛，動悸を経験するとされています．生来健康な 10 ～ 30 歳の男性が，午後の競技的な運動時に発症することが多いとされます．したがって，検診の問診にある運動時の失神，胸痛，動悸が，本症発見の抽出項目です．

　2 次以降の検診では，MDCT，MRI が診断に有用であり，必要に応じて選択的冠動脈造影検査が行われます．運動負荷心電図，心エコーでは，異常所見が認められないことも多いです．本症が発見されれば，リスク評価と治療・管理目的で専門医に紹介する必要があります．

　大血管間走行の左冠動脈起始異常は，右冠動脈起始異常の 1/6 ～ 1/10 の頻度ですが，心停止をきたす例の 85% を占め，画像上の冠血流障害（壁在走行，急峻な起始，kink，圧排による slit 状狭窄，冠動脈入口部の flap 状閉鎖，冠攣縮を伴うなど）は，高リスクの所見です．

　本症の管理指導区分を表1に示します．

表1　対側のバルサルバ洞から起始する左右冠動脈起始異常の管理指導区分

管理指導区分の条件	管理指導区分	観察間隔
致死性の冠イベントのある例においては，早急に外科治療の適応が検討される．手術待機中は，競技的スポーツは控える	C 禁	1～3か月
大血管間走行の左冠動脈右バルサルバ洞起始は，検査上の虚血所見の有無にかかわらず，10歳以降で外科治療の適応が検討される．手術待機中は，競技的スポーツは控える	CまたはD禁	1～6か月
大血管間走行の右冠動脈左バルサルバ洞起始は，検査上の心筋虚血例，画像上の冠血流障害例で，10歳以降での外科治療の適応が検討される．手術待機中は，競技的スポーツは控える	CまたはD禁	1～6か月
虚血ないし画像診断で冠血流障害を認めない場合は，外科治療適応は一般的に乏しく，運動制限の必要性は一定しない	E 可	6か月～1年

（日本循環器学会，他．循環器病ガイドラインシリーズ 2016 年度版：学校心臓検診のガイドライン．2016. http://www.j-circ.or.jp/guideline/pdf/JCS2016_sumitomo_d.pdf（閲覧：2018 年 5 月 18 日）より引用）

（三谷　義英）

E 川崎病

Q38 川崎病の1次検診での抽出基準や2次以降の検診で必要な検査項目と管理指導などについて教えてください

Point

- 川崎病は約300人に1人既往者がおり，その10%程度に冠動脈病変を主体とする心合併症がある．
- 軽症例が多いが，重症度によっては突然死する可能性があるので，医療機関で十分に評価された上で管理指導区分を決定することが重要である．
- 冠動脈病変による虚血性変化や狭窄性病変があると重症度が高く，運動制限が必要になる．
- 経年性の病状変化があるので，継続して管理する医療機関を決定し，指示を受けていくことが重要である．

Key Words 川崎病，冠動脈病変，抗凝固薬，抗血小板薬

川崎病とは

川崎病は，主に乳幼児期に発症する疾患で，心後遺症として冠動脈瘤を合併することがあり，最近の罹患率は0〜4歳人口10万対300以上とされ，児童・生徒の約300人に1人は既往があり，先天性心疾患と同等に多い疾患と考えられます．

心合併症は，現在の免疫グロブリン大量静注療法を中心とする治療成績では，就学年齢層（6〜18歳）では，発症1か月以内（急性期）には9〜16%にみられますが，発症1か月以降も残る心後遺症としては3〜5%に減少します．急性期のみ異常がみられた場合，病院での管理方法にはまだ議論があります．

1か月以降も心後遺症が残る場合は，病院に通院し，抗凝固薬や抗血小板薬の内服と種々の画像検査や機能検査による病状評価を行いながら，虚血性心疾患の発症を予防するように管理されていることが必要です．

心臓検診調査票での問診

学校心臓検診の1次検診では心臓検診調査票（問診票）のなかに，川崎病について発症年齢，診断と治療を行った医療機関名，心エコーによる冠動脈瘤や心後遺症の有無について記載を求めていますので，その回答を確認します．この部分の記入が不確実であると，2次検診への抽出が必要ですが，回答が確認できて，医療機関に通院中であることが明確になれば，主治医から病状に応じて学校生活管理指導表を提出してもらう必要があります．

1次検診から2次検診への抽出

心臓検診調査票での不明な点がある場合には再確認を行い，それでも管理している医療機関や主治医が不明の場合には，2次検診に抽出します．

➕ 2 次検診での検査項目

心電図，運動負荷心電図，心エコーを行います．それらの検査や問診の過程で，冠動脈病変がある，または可能性があると判断された場合には，検診の場ではそれ以上の検査は限界があるので，心合併症について診療可能な医療機関へ紹介し，病状評価と管理指導区分の決定を依頼します．

➕ 2 次検診以降での検査項目と管理指導

冠動脈障害がある場合，管理指導区分を決定する上で最も重要な点は，安静時あるいは運動負荷時に，虚血や狭窄病変の有無を判断することです．その評価方法は施設によって違いがありますが，カテーテルや CT，MRI による冠動脈造影による形態評価と，心筋シンチグラフィによる血流評価が必要とされます．施設によっては，MRI でも心筋血流の評価がされています．

診察所見とそれらの検査結果によって，小動脈瘤あるいは拡大性病変が残存しているものは，E 可で，その後の管理を行う医療機関を決定してもらうことも重要です．一方，冠動脈病変が退縮している場合は，急性期の主治医が不明であれば正常例との判別は困難で，学校での管理は正常例と同様に扱います．

中等瘤以上の冠動脈病変が残存している例は，狭窄性病変，心筋虚血の所見がないものは，巨大瘤を除いては E 可ですが，薬物治療と年 1 回以上の経過観察を行う医療機関の決定が必要です．巨大瘤が残存している場合には，指導区分は D 以上の制限で，運動部活動は禁止となりますが，この群で主治医が不明ということはまずないと思われ，不確実な場合には，その決定が急務です．心筋梗塞の既往がある場合は，状態により全ての管理指導区分があり得ますが，基本的には運動部活動は「禁」が望ましく，主治医の確認，決定は最優先です．巨大瘤に限らず，いずれの冠動脈病変も児童・生徒の成長とともに病状が変化するので，管理医療機関からの指導を十分に受ける必要があります．

➕ 冠動脈障害のなかった例に関する議論

冠動脈障害がないとされる例のなかで，「管理不要」と「E 可で数年後に再診」とする主治医の判断には，多少，施設や医師によって差があり得ますが，原則として以下のような考えで病状に応じた指示がされているものと考えます．前述のように現在は，既往者の約 90％ は心合併症なく就学しています．

発症 5 年未満の例では，わが国では年 1 回病院管理が継続されていますので，おそらくはほとんどの場合に「E 可」で 1 年後再診察の指示が主治医から出されているはずです．一方，2002 年に提唱された，日本川崎病研究会（現在は学会）の運営委員会の管理基準[1]では，発症 5 年以上経過しており，主治医と心合併症がないことが確認されれば，管理不要としてもよいとされています．学校心臓検診でも，調査票（問診票）によって，5 年以上経過した冠動脈正常例では「管理不要とする」とされています．

また，わが国ではこの正常例のなかに，急性期のみ一過性に拡大があったものの 1 か月までに正常化した例を含めているのに対し，米国では 2017 年に発行された American Heart Association の statement[2]でもフォロー終了可能なのは，"No involvement（Z Score Always ＜ 2）" のみとされており，一過性拡大後の正常化例については遠隔期 2 ～ 5 年ごとのフォローを推奨しています．現実には，

表1 1999年以前における学校管理下の川崎病患児の突然死

No.	年度	学年	性別	基礎疾患	発症時の状況	最終診断または剖検所見	管理指導区分	発症時の運動強度
1	1991	小4	女	P/O MCLS, 冠動脈バイパス術後	椅子に座っていて	なし	2B	2
2	1991	中3	女	S/P MCLS, 急性心筋梗塞	18 km ロードレースのゴール前40 mで	剖検：LCAA完全閉塞，RCAA，左室後壁と側壁線維化，右室拡張性肥大，心重量340 g	3D	5
3	1991	高1	男	S/P MCLS, 冠動脈瘤	4.2 km 持久走の1.7 km地点	なし	1D	5
4	1993	中3	女	MCLS, 両側冠動脈瘤	バスケット前後半フル出場40分後	剖検するも結果不明	2D	5
5	1993	高2	男	MCLS, 冠動脈瘤	ランニング400 m	AMI	2E 禁	4
6	1994	高2	男	KD	自転車で下校中，心不全により転倒し搬送	急性心不全	不明	4
7	1995	高2	男	MCLS	ランニング2,850 m	急性心不全，AMI，MCLS	2E 禁	5
8	1995	中2	男	KD	バスケ練習後	川崎病，心筋梗塞	不明	4
9	1996	高3	男	MCLS, 右冠動脈瘤 (13×10 mm)	試合12分終了後	剖検：虚血性心不全，冠状動脈硬化症，右冠動脈瘤	3E 可	5
10	1998	中1	男	KD	テニス2時間練習後	急性心不全	管理不要	4
11	1998	中2	男	KD	練習中トスバッティング2本目	急性心筋梗塞	不明	3

Cases 1 ～ 5（1991 ～ 1993 年），Cases 6 ～ 11（1994 ～ 1998 年）.
MCLS：mucocutaneous lymph node syndrome（急性熱性皮膚粘膜リンパ節症候群；川崎病と同義），P/O MCLS：MCLS 術後，S/P MCLS：MCLS 既往.
LCAA：左冠動脈瘤，RCAA：右冠動脈瘤，KD：川崎病，AMI：急性心筋梗塞.

就学年齢でこの群に学校生活での問題があるという報告はされていませんが，一過性拡大例の動脈硬化促進性を心配する研究もあり，今後，わが国では Z score をどう評価に取り入れるかという点も含めて，見直しが行われる可能性はあります．

➕ 冠動脈障害以外の心病変

ごく少数ですが，川崎病の急性期には，心筋炎あるいは心炎とよばれる心筋障害や，大動脈弁または僧帽弁の閉鎖不全が合併し，後遺症として管理が必要になることもあります．いずれの後遺症も，冠動脈後遺症と同様に発生頻度は減少していますが，これらについても，原則は心臓検診調査票での主治医の指示を確認し，その管理指導を受けるようにします．

➕ 川崎病既往者の学校管理下突然死

川崎病の既往児は，重症な冠動脈障害があっても，外見上は全く無症状のことがほとんどです．しかし，心筋梗塞が発症すれば突然死を起こす可能性があり，突然死の報告について筆者の調査結果を以下に述べます．学校での突然死に関しては，学校災害共済給付制度のデータによると，表1に示すように，2000年より前には重症な冠動脈障害を持ち，運動制限を受けながら学校生活を送っていた児童・生徒が学校で心筋梗塞を発症し，突然死する事例が10年間で11例報告されていました．それらのほとんどの例で冠動脈瘤が合併しているにもかかわらず，学校での発症時の様子をみると相当に強い運動をしていた例が多く，まだ川崎病の心後遺症に関する治療の確立と学校での認識とが不十分であったと思われます．その後，表2に示されるように2000年以降は，川崎病の既往のある児童・生徒の突然死は，9年間で3例報告がありましたが，報告されている死亡原因は，

表2 2000 ～ 2008 年における学校管理下の川崎病患児の突然死（Cases 12 ～ 14）

No.	年度	学年	性別	基礎疾患	発症時の状況	最終診断または剖検所見	管理指導区分	発症時の運動強度
12	2000	中1	男	KD	自転車 14 km（登校），徒歩 1.2 km，準備運動と練習．ソフトボール大会試合中に倒れた	不整脈（致死性）	なし	5
13	2004	中2	男	KD，冠動脈瘤	バレーボール部活でストレッチ，コート5周，5周ダッシュ後，ラインとネット間2往復終了時，突然前のめりに転倒	心筋梗塞	E可	5
14	2008	小6	男	KD，冠動脈瘤なし	バスケットボール2試合終了後，意識消失．直ちに AED・心肺蘇生実施し，救急車で病院搬送	不整脈，心肺停止	不明	5

KD：Kawasaki disease（川崎病）.

心筋梗塞での死亡 1 例と，冠動脈瘤はないとされる 2 例では致死的不整脈を発症して突然死したと報告されており，稀ではあるものの心筋梗塞以外の心イベント発症にも注意が必要です．

✚ 抗血栓療法中の管理指導

　冠動脈障害のある児童・生徒に関して，もう 1 つの注意事項は，抗凝固薬や抗血小板薬を服用中の場合に，学校生活中の打撲や継続的な外力などで，出血性合併症を起こす可能性があることも心配な点です．これに関しては，主治医による服薬コントロールと，本人が正しく服薬することに尽きますが，管理指導表や，心臓手帳への服用中の薬剤と検査結果の記載があるとよいと思われます．『2016 年版学校心臓検診のガイドライン』（日本循環器学会，他)にも，薬物治療による出血傾向について「必要により管理指導表に追記する」とあります．

📖 文献

1) 日本川崎病研究会運営委員会（編）：川崎病の管理基準（2002 年改訂）．http://www.jskd.jp/info/pdf/kawakijun.pdf （閲覧：2018 年 4 月 13 日).

2) McCrindle BW, et al.: Diagnosis, treatment, and long-term management of Kawasaki Disease：A Scientific Statement for Health Professionals from the American Heart Association. Circulation 2017；135：e927-e999.

（鮎沢　衛）

F 高血圧

Q39 特発性／遺伝性肺動脈性肺高血圧（I/HPAH）の1次検診での抽出基準や2次以降の検診で必要な検査項目と管理指導などについて教えてください

Point

- 1次検診での抽出には，心電図の右室肥大所見が key point である．
- 2次検診で重要な検査は心エコーで，右室圧負荷と右心系容量負荷所見が key point である．
- 右心カテーテル検査は肺動脈性肺高血圧の確定診断に不可欠で，全ての検査結果から包括的に鑑別診断する．

🔑 Key Words 右室圧負荷所見，右心カテーテル検査

➕ 1次検診での抽出基準

1. 心臓検診調査票

運動中の胸痛や失神の既往歴，そして肺高血圧や突然死の家族歴を参考とします．

2. 学校医の聴診

学校医による II 音亢進の指摘を参考とします．

3. 心電図所見

小児肺高血圧患者の90％以上に心電図異常を認め[1,2]，わが国では約30％が学校心臓検診を契機に診断されています．肺高血圧は右心室の後負荷疾患であり，一次性変化として右心室の圧負荷所見を呈します．後負荷に弱い右心室は，二次性変化として右心室の容量負荷所見，さらに右心房の容量負荷所見をも呈します．以上のことから右室肥大と右房負荷の心電図所見を抽出します．

具体的には，右室圧負荷所見として右軸偏位，右側胸部誘導の高い R 波と低い S 波（$R/S_{V1} > 1.0$），左側胸部誘導の低い R 波と深い S 波（$R/S_{V5, 6} < 1.0$）や，右側胸部誘導の ST-T 肥大性変化（strain pattern ST-T_{V1-4}）を認めます．また右室容量負荷所見として PR 間隔の延長や（不）完全右脚ブロック（rsR' pattern $QRS_{V1, 2}$），右房負荷所見として高く鋭い肺性 P 波（sharp $P_{II, V1, 2}$）を認めます．右室圧が左室圧を凌駕すると，右側胸部誘導で q 波（q_{V1}）を認めます．点数制による小児心電図右室肥大判定基準を参考とします[3]（→ **Q43** 参照）．

➕ 2次検診で必要な検査項目と抽出基準

1. 12誘導心電図

12誘導心電図で心電図を再検し，1次検診と同様に抽出します．

2. 胸部 X 線

左第2弓の突出所見は最も重要な抽出基準であり，右第2弓と左第4弓の突出による心拡大や，末梢肺動脈の急峻な狭小化（先細り）所見があれば可能性は大きくなります．

3. 心エコー

肺高血圧診断の gate keeper で，心室中隔の平底化，三尖弁逆流速度の増加（≧約 3 m/秒）や右房

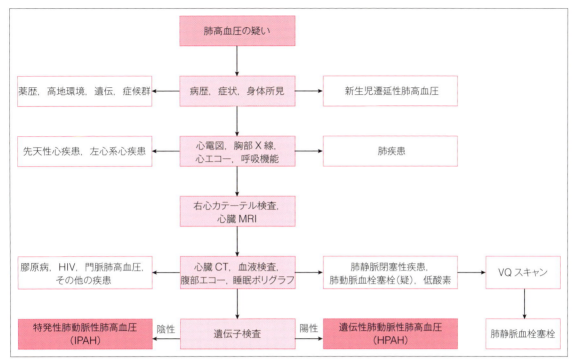

図1 I/HPAH の診断アルゴリズム

(Lammers AE, et al.：Diagnostics, monitoring and outpatient care in children with suspected pulmonary hypertension/paediatric pulmonary hypertensive vascular disease. Expert consensus statement on the diagnosis and treatment of paediatric pulmonary hypertension. The European paediatric pulmonary vascular disease network, endorsed by ISHLT and DGPK. Heart 2016；102 Suppl 2：ii1-13 より改変)

右室の容量負荷所見を認めれば抽出します．

🏥 3次検診で必要な検査項目（図1）

1. 右心カテーテル検査

本検査は肺高血圧を確定診断するための gold standard です．血圧測定〔肺動脈圧（pulmonary arterial pressure：PAp），右房圧，肺動脈楔入圧（pulmonary artery wedge pressure：PAWP）など〕，心拍出量測定，そして酸素飽和度測定（混合静脈，肺静脈，肺動脈，大動脈）を行うことにより，肺血管抵抗係数（pulmonary vascular resistance index：PVRi）を算出します．平均肺動脈圧（mean PAp：mPAp）≧25 mmHg〔2018年のニース会議（第6回肺高血圧症ワールド・シンポジウム）では≧20 mmHg への変更が示唆されました〕，PAWP≦15 mmHg と PVRi＞3 U・m^2 により，肺動脈性肺高血圧の診断が可能です．

2. 6分間歩行検査

6分間での最大歩行距離と，酸素飽和度低下の有無を調べることで，リスクを判断します．

3. その他

心エコー（右心機能も含めた），呼吸機能（carbon monoxide diffusing capacity：DLCO 含む），肺血流シンチグラフィ，血液検査（自己抗体，感染症，遺伝子変異など），腹部エコー，肺 CT などの種々の検査を組み合わせて基礎疾患の有無を鑑別します[4]．

⊕ 管理指導

　学校心臓検診で発見される初発の特発性/遺伝性肺動脈性肺高血圧（idiopathic/hereditary pulmonary arterial hypertension：I/HPAH）の重症度は，WHO肺高血圧症機能分類でⅠ度またはⅡ度に相当することが多いです．早期診断と早期治療が重要で，治療開始後の登校に際しては，管理指導区分はBまたはCとし，登下校の送迎も考慮します．運動として等尺運動や，高低差のある歩行（階段や坂道）は避けます．また感染症による増悪を予防するために，ワクチン接種を推奨します．

　最低月に1回の定期外来受診とし，その後の臨床経過（自覚症状，身体所見と心エコーなどの検査所見）により，管理指導区分を1段階ずつ徐々に上昇させます．治療開始後3～6か月で再度入院精査とし，右心カテーテル検査や6分間歩行検査を行い，リスク評価の改善を目標とした治療戦略を再考します．

📖 文献

1) Beghetti M, et al.：Diagnostic evaluation of paediatric pulmonary hypertension in current clinical practice. Eur Respir J 2013；42：689-700.

2) Lau KC, et al.：Utility of electrocardiogram in the assessment and monitoring of pulmonary hypertension（idiopathic or secondary to pulmonary developmental abnormalities）in patients≦18 years of age. Am J Cardiol 2014；114：294-9.

3) 大国真彦：小児心電図心室肥大基準の改訂．日小循誌 1986；2：248-9.

4) Lammers AE, et al.：Diagnostics, monitoring and outpatient care in children with suspected pulmonary hypertension/paediatric pulmonary hypertensive vascular disease. Expert consensus statement on the diagnosis and treatment of paediatric pulmonary hypertension. The European paediatric pulmonary vascular disease network, endorsed by ISHLT and DGPK. Heart 2016；102 Suppl 2：ii1-13.

（土井　庄三郎）

F 高血圧

Q40 小児の高血圧と心疾患との関連について教えてください

Point

- 小児でも血圧測定を行う.
- 測定は右腕で複数回行う.
- 二次性高血圧のことが多い.
- 血圧を測定しないと見逃すことがある.

Key Words 血圧測定, 二次性高血圧

小児でも血圧測定を行う

小児科医は血圧を測定するのに慣れていないのかもしれません. 米国の National High Blood Pressure Program(NHBPEP)も小児では 3 歳から受診ごとに血圧を測定すべきである, と記載しています. 学校心臓検診時には血圧測定を取り入れる必要があると思われます.

各年齢(各学年)での基準値は『2016 年版学校心臓検診のガイドライン』(日本循環器学会, 他)を参照してください. 最近, 米国を含めた 7 か国の小児のデータを用いた基準値が発表されました[1]. 米国の NHBPEP のデータも, Xi らのデータ[1]も各年齢, 身長別に基準値が設けられています. 残念ながら日本のデータは入っていませんが, 学校心臓検診のガイドラインと Xi らのデータ[1]の基準値は大体合っているようです.

血圧測定方法

血圧は 5 分間の安静後, 座位, 右腕で行います. 右腕で行うのは大動脈弓縮窄の患児がいる可能性を考えてのことです. カフは肩峰〜肘頭長の 80% を覆うものを用います. 複数回測ります. 複数回測定すると, 測定ごとに低下していくことはよく経験することです. 実際の測定値には

①安定した測定値(測定値間の差が約 5 mmHg 未満)の平均値をとる.

② 3 回測定し, 最後の 2 回の平均をとる.

が普通ですが, 測定ごとの差が大きい時は, 上記①の方法を選ぶのが賢明だと思います.

二次性高血圧

小児で経験する高血圧は二次性高血圧のことが多いと思われます[2]. 腎性高血圧(腎血管性, 腎実質性), 褐色細胞腫, ミネラルコルチコイド過剰症(先天性副腎過形成, アルドステロン産生腫瘍), 閉塞性睡眠時無呼吸などが挙げられます[2].

症例紹介

以下に学校心臓検診の際に血圧測定を行った症例を紹介します.

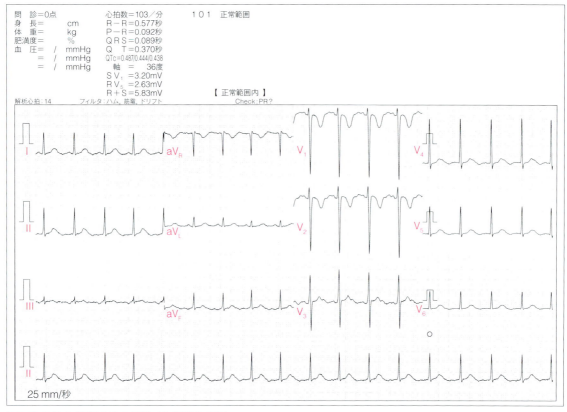

図1 学校心臓検診時の標準12誘導心電図

[症例]6歳女児．小学校1年の学校心臓検診1次検診で軽度のQT延長{Fridericia補正QT値(QTcF) = 0.444}あり2次検診受診．1次検診の心電図を示した(図1)．V_3，V_4の波高が高いが，V_3，V_4の基準値がないため，自動診断の判定は「正常範囲」．2次検診で血圧測定を受けているが，高血圧の指摘は受けていない．1次検診と同様「軽度のQT延長」の診断で3次検診受診．受診時の血圧は3回測定で 173/127，172/110，176/126 mmHg．心雑音，腹部血管雑音聴取せず．心電図；受診時のQTc(F) = 0.402．胸部X線；心胸郭比(cardio thoracic ratio：CTR)50.8%，心エコー所見；心室中隔厚 8.7 mm，左室後壁厚 8.6 mm，僧房弁逆流1度．精査の結果は左腎動脈狭窄による腎性高血圧であった．最終的に腎動脈形成術を受け，現在経過良好である．

　本症例は心エコー上，心筋厚が小学1年生にしては若干厚いものの，血圧を測定しなければ診断が遅れた症例になります．また血圧測定時，コロトコフのI音を聞き逃すと，高血圧の診断を見逃すことも教えています．

📖 **文献**

1) Xi B, et al.：Establishing International Blood Pressure References Among Nonoverweight Children and Adolescents Aged 6 to 17 Years. Circulation 2016；133：398-408.
2) Riley M, et al.：High blood pressure in children and adolescents. Am Fam Physician 2012；85：693-700.

(吉永　正夫)

G スポーツ選手

Q41 スポーツ選手の心電図に，通常みられないような心電図変化がみられる場合，どのような診断が考えられますか？

⊕ Point

- スポーツ選手の心電図変化はトレーニングによる生理的変化である．
- 成長期（主に中学生まで）にはスポーツ心臓は形成されにくい．
- スポーツにおける突然死を防ぐ．

Key Words　スポーツ選手特有の心電図所見

⊕ スポーツ心臓とは

運動の高度のトレーニングにより生じる安静時交感神経活性の低下や迷走神経亢進などの自律神経変化，身体活動に対する内分泌反応の変化，他を伴う心内腔の拡大や心筋壁厚の増大などの生理的心臓形態の変化をスポーツ心臓といい，高いスポーツパフォーマンスの源となっています．代表的所見としては，胸部 X 線写真における心陰影の拡大，心電図における洞徐脈，左側胸部誘導 R 波高電位差，不完全右脚ブロック，心エコーにおける心室内腔の拡大および壁厚の増大などです．

⊕ スポーツ心臓形成

スポーツ心臓は高度のトレーニングを長期間継続した結果に形成される変化であり，通常の学校生活を行っている小児・成長期にみることは稀です．

スポーツ心臓形成に関与する強い外的要因として①期間，②強度，③トレーニングの種類の 3 項目があります[1]．小児・成長期では，トレーニングの期間がまだ短く，強度も成人スポーツ選手に比べると低いことが，スポーツ心臓が稀な要因と考えられます．トレーニングの種類に関しては，長距離走などの持久性トレーニングを主体とするスポーツとパワーリフテイングなどの筋力トレーニングを主体とするスポーツでは，スポーツ心臓形成に大きく異なる影響が認められます．理論的には心臓に対する負荷が，持久性トレーニングでは高心拍出量を長時間維持することが必要となることから容量負荷が主体となり，筋力トレーニングにおいては筋収縮に伴う末梢の抵抗に対抗する一過性の血圧上昇による圧負荷が主体となってスポーツ心臓が形成されます．このトレーニングの種類による違いがスポーツ選手の心電図にあらわれますので，スポーツ選手と一括りにはせずに競技種目やトレーニング内容に目を向ける必要があります．両者の違いは大動脈弁閉鎖不全と大動脈弁狭窄との差異に類似しています．さらに外的要因を受けやすい基礎的な内因性因子として，性差・年齢・遺伝子・内分泌・自律神経・他の多くの因子が関係してスポーツ心臓を形成することになるので，多彩な形態を示すことになります．

⊕ スポーツ選手の心電図

持久性トレーニングによる心電図変化としては左室拡張容積の増大に伴う左側胸部誘導の高電位

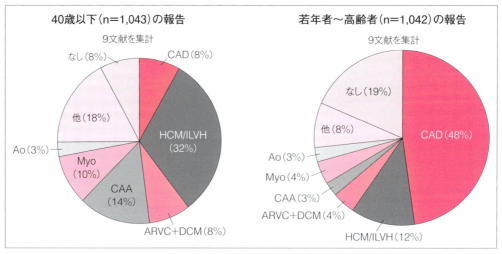

図1 スポーツ関連突然死の基礎疾患の割合

CAD：冠動脈疾患，HCM：肥大型心筋症，ILVH：特発性左室肥大，ARVC：不整脈源性右室心筋症，DCM：拡張型心筋症，CAA：冠動脈奇形，Myo：心筋炎，Ao：大動脈解離・破裂．

(武者春樹，他：スポーツにおける突然死とその予防．心臓　2016；48：127-34 より引用改変)

差，および右室伸展に伴う不完全右脚ブロックが認められます．さらに持久性トレーニングに伴う迷走神経トーヌスの亢進（training vagotony）による洞徐脈（心拍数30拍/分以上），1度房室ブロックおよびWenckebach型2度房室ブロック，房室乖離などが多く認められます．また，筋力トレーニングが主体の選手も含めてST-T変化として早期再分極，ドーム状ST上昇（V_1〜V_4）を呈することがあります．これらの所見は高強度トレーニングを中止することにより正常範囲の心電図に回復します．これらのなかでtraining vagotonyに伴う不整脈は1年以内に消失しますが，不完全右脚ブロックは残存する例が認められることが知られています．

スポーツ選手で異常を疑う所見

スポーツ選手において心電図異常を疑う所見としては，①陰性T波（III，aV_RおよびV_1誘導を除いた誘導で2誘導以上に認められた場合），②ST下降（0.5 mm以上の下降が2誘導以上認められた場合），③異常Q波，④完全左脚ブロック，⑤左軸偏位，⑥右室肥大，⑦著しいQT延長（QTc500 ms以上），⑧PQ短縮，⑨Brugada型心電図変化（V_1〜V_3誘導で2誘導以上），⑩著しい洞徐脈（30拍/分以下）および3秒以上の洞停止，⑪心房細動・心房粗動，上室頻拍および心室期外収縮（2連発以上）を認めた場合にはスポーツトレーニング以外の可能性が高いことから潜在性心疾患の精密検査が必要です．

スポーツ選手・愛好者の注意点

スポーツは高度の心負荷が生じることから，潜在性の心疾患を有する者においてスポーツ中の内因性事故が生じます．疾病によってはプロスポーツ選手として活躍できる高いパフォーマンスを有する場合も少なくなく，スポーツ参加者にはメディカルチェックが必要であり，心電図異常が疑われた場合には専門医による精密検査が必要です．図1にスポーツ中の突然死における基礎疾患の集計年代を分けて示してあります[2]．40歳以下の若年者で最も頻度が高かったのは肥大型心筋症（特

発性左室肥大を含む）であり，基礎疾患の 1/3 を占めています．従来，米国ではアフリカ系黒人に肥大型心筋症の頻度が高く，高いスポーツパフォーマンスから大学・プロスポーツにおける突然死に占める割合が高いとの報告がされています．中学生以上から壮年のスポーツ選手の心電図異常に注意が必要な疾患です．

　若年者，なかでも青年期までに冠動脈奇形の報告が多く認められます．事前の心電図診断が困難なことも少なくないことから，わが国での報告は乏しいのが現状です．また，心筋炎およびその後遺症には注意が必要です．十分な心電図および心エコー検査のフォローを行う必要があり，小児期に注意を要する疾患です．全年齢を対象とした集計で最も多い冠動脈疾患は若年者では少ないことは当然ですが，わが国の中年以降の内因性事故では最も多い基礎疾患であり，年代を考慮して中高年者，特に男性のスポーツ愛好者の心電図評価では，典型的虚血性 ST 変化だけでなく軽微の ST-T 変化にも注意が必要です．

　スポーツ選手の心電図変化はスポーツ種目・トレーニング期間や強度により大きく異なります．典型的なスポーツ心臓と解釈できる変化以外は基礎疾患が隠れている可能性があり，スポーツ中の突然死の基礎疾患を念頭に置いて精査を行うべきです．

文献

1) Musha H, et al.：The Athletic Heart. St. Marianna Med J 2004；32：1-9.
2) 武者春樹, 他.：スポーツにおける突然死とその予防. 心臓　2016；48：127-34.

（武者　春樹）

Chapter 5

検査に関する基礎知識

A 心電図検査

Q42 典型的な波形と読み方を教えてください

○ Point

- 小児の心電図波形は年齢・性別により異なる.
- 最初に年齢・性別をチェック. 次に遠目で心電図の "顔" をみる. それから細部をみていく.

Key Words 心電図の基本波形, 小児心電図の特徴

○ 典型的な波形

小児心電図は成人と異なり, 年齢・性別により波形は変化します[1,2]. 心拍数は学童期には成人より高く, 加齢とともに低下していきます. また右胸部誘導の R 波高は学童期に高く, 右胸部誘導の T 波は陰性で, 加齢とともに R 波高は低くなり, T 波は V_3, V_2, V_1 の順に陽性化します. わが国の学童期の心電図所見については, 鹿児島県の学校検診の延べ 48,401 人の心電図をもとに解析されており, その計測部位を**図1**に, 標準値を**表1**に提示します[1].

○ 読み方

まずは, 年齢・性別をチェックします. それから, 遠目で 12 誘導がすべて目に入る位置で全体像を見渡します. 心電図の "顔" をみるのです. その後に細部をチェックしていきます. これを繰り返すと, 最初に心電図の "顔" をみたときに "何か変?" と感じる感覚を身に着けることができます.

全体像をみたときにチェックする項目は以下の通りです.

①調律

調律が一定かどうかは RR 間隔をみます. RR 間隔が変動していても多くは呼吸性であり, この場合は P 波, QRS 波, T 波の波形は変化しません[2]. RR 間隔の変動の他の原因として, 心房性期外収縮や心室性期外収縮, 房室ブロックがあります.

②心拍数

心拍数は RR 間隔から推定できます. ほとんどの心電図は 25 mm/秒で行われているので, RR 間隔が 5, 10, 15, 20, 25 マス(mm)で心拍数は 300, 150, 100, 75, 60 拍/分となると覚えておけば, 一瞥しただけで, おおよその心拍数が判定できます.

③P 波, QRS 波の関係

P 波と QRS 波の関係は通常は 1:1 です. 1:1 でない場合はなんらかの不整脈の存在が疑われます.

④P 波形, QRS 波形の均一性

通常は P 波形も QRS 波形も均一で変化しません. P 波形が均一でない場合には心房調律が変化しているということであり, QRS 波形が変化する場合は房室結節以下の伝導様式が変化しているか, 房室結節以外から心室伝導が起こっているかが疑われます.

110

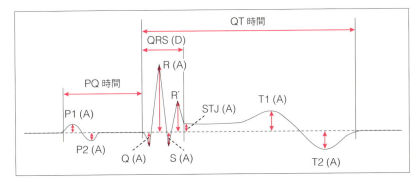

図1 鹿児島県学校心臓検診における心電図計測部位

A：振幅　D：時間
(Yoshinaga M, et al. Standard Values and Characteristics of Electrocardiographic Findings in Children and Adolescents. Circ J 2018；82：831-9 より引用)

細部のチェック項目は以下の通りです．

① P 波形

洞調律の場合は，I，II，aV_F，V_2～V_6 で上向性，aV_R で下向性です．III，aV_L，V_1 では上向性，二相性，下向性などと不定です．P 波の幅は 0.10 秒（25 mm/秒の場合，2.5 マス）以上，高さは 0.3 mV（10 mm/mV の場合，3 マス）以上で異常とされます[2]．

② PQ 時間

表1 に示すように，PQ 時間の標準値は年齢とともに延長していきますが，およそ 100～200 ms（25 mm/秒の場合，2.5～5 マス）程度です[1, 2]．

③ QRS 波形

QRS 時間の正常値はおおよそ 100 ms（25 mm/秒の場合，2.5 マス）以下です．QRS 電気軸は，学童期は成人と同じと考えてよく，正常値は 0°～90° です．

健康小児では Q 波を認めやすく，特に II，III，aV_F，V_5，V_6 誘導でみられ，加齢とともに Q 波は浅くなります[2]．異常 Q 波と判断する基準は，幅が 40 ms（25 mm/秒の場合，1 マス）以上，または深さが R 波の 25% 以上です．

胸部誘導の R 波高，S 波高は年齢・性差で異なります[1]．V_{1R} 波高，V_{6S} 波高は右室電位を，V_{1S} 波高，V_{6R} 波高は左室電位を反映しています．右室電位は加齢とともに低下します．学童期の V_{1R} 波高が 2.0 mV 以上は右室肥大の所見です[2]．V_{6R} 波高は人種，年齢，性別，運動しているか否かなどで大きく変動し，V_{6R} 波高のみから左室肥大を判断するのは困難です．

④ ST-T 波形

ST-T の異常は J 点から 0.1 mV 以上の上昇・下降を伴うものです．

通常，T 波は I，II，V_5，V_6 誘導では陽性です．学童期には V_1～V_3 誘導の T 波は陰性のことが多く，加齢とともに陽性化していきます．

⑤ QT 時間

QT 時間は QT 延長症候群・QT 短縮症候群の鑑別に重要です．正常児の QT 時間にはばらつきがありますが，標準値は QTc（Bazett 法）で 380～400 ms 程度です[1]．

文献

1) Yoshinaga M, et al.：Standard Values and Characteristics of Electrocardiographic Findings in Children and Adolescents. Circ J 2018；82：831-9.
2) 保崎純郎：判読に必要な基本知識．小児心電図トレーニング．中外医学社，1988；2-75.
・ Goldman MJ：吉利和，他（訳）．図解心電図学—心電図読み方のコツ．改訂第 12 版，金芳堂，1987.

（宮﨑　文）

表1 鹿児島県学校心臓検診における心電図所見の標準値

変数/リード	小学校1年生（6歳）男子 平均	小学校1年生（6歳）男子 2/98 パーセンタイル	小学校1年生（6歳）女子 平均	小学校1年生（6歳）女子 2/98 パーセンタイル	中学校1年生（12歳）男子 平均	中学校1年生（12歳）男子 2/98 パーセンタイル	中学校1年生（12歳）女子 平均	中学校1年生（12歳）女子 2/98 パーセンタイル	高等学校1年生（15歳）男子 平均	高等学校1年生（15歳）男子 2/98 パーセンタイル	高等学校1年生（15歳）女子 平均	高等学校1年生（15歳）女子 2/98 パーセンタイル
心拍数 (拍/分)	81 (10)	63/104	83 (10)	65/108	76 (11)	56/103	80 (12)	59/109	67 (12)	46/98	72 (12)	50/101
PQ時間 (ms)	124 (15)	96/159	123 (15)	96/158	134 (17)	103/173	135 (18)	103/177	142 (19)	107/186	141 (19)	106/186
QRS時間 (ms)	85 (6)	73/100	82 (6)	71/95	94 (7)	80/109	89 (7)	76/103	99 (7)	85/115	90 (7)	77/105
QRS軸 (度)	65 (23)	5/98	68 (20)	14/98	65 (22)	5/96	69 (19)	17/97	68 (22)	8/98	69 (20)	6/99
P1振幅 (mV) II	0.07 (0.04)	0.02/0.15	0.08 (0.04)	0.02/0.16	0.09 (0.04)	0.02/0.18	0.09 (0.04)	0.02/0.19	0.09 (0.05)	0.02/0.20	0.09 (0.04)	0.02/0.18
P2振幅 (mV) V_1	-0.01	-0.06/0	-0.01	-0.06/0	-0.01	-0.07/0	-0.01	-0.06/0	-0.01	-0.07/0	-0.01	-0.05/0
P1幅 (ms) II	77 (12)	48/98	79 (12)	50/100	87 (12)	58/110	89 (13)	60/114	91 (13)	61/116	90 (13)	62/116
Q振幅 (mV) V_5	-0.07	-0.39/0	-0.05	-0.33/0	-0.05	-0.33/0	0	-0.17/0	-0.04	-0.28/0	0	-0.13/0
Q振幅 (mV) V_6	-0.09	-0.33/0	-0.06	-0.29/0	-0.06	-0.29/0	-0.03	-0.20/0	-0.06	-0.26/0	-0.02	-0.17/0
Q幅 (ms) V_5	18	0/26	16	0/26	18	0/28	0	0/26	18	0/30	0	0/26
Q幅 (ms) V_6	20	0/28	18	0/26	20	0/30	18	0/28	20	0/30	16	0/28
R振幅 (mV) V_1	0.61	0.14/1.43	0.52	0.09/1.21	0.49	0.09/1.27	0.35	0.05/0.99	0.46	0.08/1.17	0.28	0.04/0.83
R振幅 (mV) V_4	2.27	1.00/3.86	2.16	0.91/3.65	2.25	0.96/3.94	1.50	0.62/2.86	2.11	0.79/3.86	1.21	0.43/2.30
R振幅 (mV) V_5	1.84	0.93/3.22	1.80	0.91/3.09	1.93	1.02/3.43	1.43	0.74/2.52	1.86	0.89/3.36	1.25	0.58/2.16
R振幅 (mV) V_6	1.27	0.64/2.29	1.27	0.65/2.25	1.40	0.73/2.52	1.20	0.63/2.02	1.39	0.67/2.55	1.10	0.56/1.90
S振幅 (mV) V_1	-1.03	-2.25/-0.24	-1.10	-2.29/-0.32	-1.20	-2.57/-0.31	-1.03	-2.22/-0.30	-1.28	-2.87/-0.40	-0.94	-1.97/-0.27
S振幅 (mV) V_2	-1.77	-3.09/-0.6	-1.80	-3.09/-0.61	-2.03	-3.64/-0.67	-1.61	-3.02/-0.55	-2.21	-4.01/-0.75	-1.35	-2.64/-0.43
S振幅 (mV) V_3	-1,140	-2,510/-100	-930	-2,310/0	-1,190	-2,740/-100	-740	-2,040/0	-1,250	-2,985/-80	-670	-1,765/0
SV_1+RV_5 (mV)	2.98 (0.78)	1.56/4.78	3.00 (0.76)	1.61/4.73	3.26 (0.85)	1.74/5.23	2.56 (0.70)	1.33/4.17	3.29 (0.90)	1.64/5.39	2.26 (0.63)	1.16/3.69
SV_1+RV_6 (mV)	2.40 (0.68)	1.19/3.94	2.46 (0.67)	1.19/3.94	2.71 (0.74)	1.35/4.46	2.31 (0.63)	1.22/3.78	2.80 (0.80)	1.35/4.71	2.12 (0.59)	1.10/3.45
RaV_L+SV_2 (mV)	1.96 (0.64)	0.70/3.34	1.99 (0.62)	0.75/3.29	2.24 (0.72)	0.84/3.81	1.79 (0.61)	0.68/3.17	2.39 (0.79)	0.88/4.14	1.52 (0.54)	0.55/2.77
RaV_L+SV_3 (mV)	1.36 (0.61)	0.27/2.71	1.14 (0.60)	0.13/2.48	1.41 (0.66)	0.25/2.91	0.94 (0.51)	0.10/2.18	1.47 (0.72)	0.21/3.12	0.84 (0.45)	0.09/1.94
コーネル積 (mm×ms)	1,176 (557)	220/2,454	944 (517)	101/2,156	1,339 (653)	222/2,877	844 (472)	91/2,015	1,471 (749)	202/3,225	771 (439)	74/1,855
ST部分 (mV) V_2	0.10 (0.05)	0.01/0.02	0.09 (0.05)	0.01/0.20	0.13 (0.06)	0.02/0.28	0.09 (0.05)	0/0.20	0.16 (0.08)	0.03/0.35	0.07 (0.04)	0/0.19
T波 (mV) II	0.41	0.21/0.67	0.36	0.16/0.61	0.41	0.08/0.71	0.31	0.10/0.56	0.09	0.12/0.69	0.08	0.08/0.55

(Yoshinaga M, et al. Standard Values and Characteristics of Electrocardiographic Findings in Children and Adolescents. Circ J 2018 ; 82 : 831-9 より改変)

A 心電図検査

Q43 心室肥大の判定基準を教えてください

✚ Point

- わが国の学校心臓検診において，心電図による右室肥大・左室肥大・両室肥大の 2 次検診抽出判定には大国らによる判定基準が用いられる．
- 最終的な基礎心疾患の有無は心電図の再検査，運動負荷心電図，身体所見，心エコーなどの所見から総合的に判断する必要がある．
- 年長者ではいわゆるスポーツ心臓が心室肥大として抽出されることがあるが，肥大型心筋症との鑑別が常に必要である．

🔑 Key Words 小児心電図心室肥大判定基準，スポーツ心臓

✚ 心室肥大判定基準

わが国において，学校検診心電図における右室肥大・左室肥大・両室肥大の判定には大国らによる小児心電図心室肥大判定基準[1]が用いられます（図 1）．この基準によって抽出され 2 次検診，3 次検診と進むなかで，器質的心疾患をしっかりと鑑別していく必要があります．左室肥大では肥大型心筋症や大動脈弁狭窄，大動脈縮窄といった疾患が鑑別に挙がります．右室肥大では肺高血圧や肺動脈弁狭窄，Fallot 四徴などが鑑別に挙がります．いずれも疾患によっては突然死の可能性もあるため速やかに診断を行う必要があります．左室肥大・右室肥大の判定基準における点数で 5 点以上では速やかに精密検診を要するとされています．

✚ 心室肥大判定基準の留意点

大国らの心室肥大判定基準は，わが国において学校検診の 1 次検診の心電図所見から 2 次検診対象者を抽出するために設定されています．現在のところこの判定基準を用いた場合の感度，特異度に関するデータはありません．成人における心室肥大判定基準では感度 22 〜 54％，特異度は 83 〜 97％ とされており，一般的に検診の有病率からは陽性的中率，陰性的中率が高いとは言い難いです．心電図による心肥大判定基準を用いて抽出された場合，最終的な心室肥大の有無は身体所見および心電図の再検査，運動負荷心電図，胸部 X 線，心エコーなどを行って総合判断する必要があります．

また普段から長時間の激しい運動をしている場合，スポーツ心臓とよばれる心肥大所見を認めることがあります（→ **Q41** 参照）．運動負荷により正常化するといわれているが，心エコーなどによる肥大型心筋症との鑑別は必要です．

✚ 成人の心室肥大判定基準

成人の心電図心室肥大判定基準としては左室肥大の基準として Cornell criteria[2]や Sokolow-Lyon

Chapter 5 検査に関する基礎知識　113

A 右室肥大判定基準

点数	所見			3～11歳 男女	12歳以上 男	12歳以上 女
5点	(1)右側胸部誘導パターン	1)	V_{4R}, V_{3R}, V_1 のいずれかで qRS, qR または R型	＋	＋	＋
		2)	V_1 のT波が陽性でかつ R＞S	＊	＊	＊
3点	(2)右側胸部誘導の高いR	1)	RV_1	≧2.0mV	≧2.0mV	≧1.5mV
		2)	V_1 がR＜R'かつR' V_1	≧1.0mV	≧1.0mV	≧1.0mV
		3)	V_1 がR＞SでRV$_1$	≧1.5mV	≧1.5mV	≧1.0mV
2点	(3)左側胸部誘導の深いS	1)	SV_6	≧1.0mV	≧1.0mV	≧1.0mV
		2)	V_6 がR≦SでかつSV$_6$	≧0.5mV	≧0.5mV	≧0.5mV
	(4)右側胸部誘導のVAT延長：VAT V_1			≧0.035秒	≧0.035秒	≧0.035秒
1点	(5)右軸偏位：QRS電気軸			≧120°	≧120°	≧120°

注　①WPW症候群や完全右脚ブロックがあれば，右室肥大の判定は困難である．
　　②＊印はその年齢群では取りあげない項目．
　　③第(4)項は不完全右脚ブロックパターンがあるときは取りあげない．
　　④各項の亜項は重複しても加算しない．
判定　5点以上：右室肥大，3～4点：右室肥大の疑い，1～2点：心電図上は，右室肥大と判定しない．

B 左室肥大判定基準

点数	所見			3～11歳 男女	12歳以上 男	12歳以上 女
5点	(1)左側胸部誘導のST-Tの肥大性変化			＋	＋	＋
3点	(2)左側胸部誘導の高いR	1)	RV_6	≧3.0mV	≧3.0mV	≧2.5mV
		2)	RV_5	≧4.0mV	≧4.0mV	≧3.5mV
	(3)右側胸部誘導の深いS	1)	SV_1+RV_6	≧5.0mV	≧5.0mV	≧4.0mV
		2)	SV_1+RV_5	≧6.5mV	≧6.0mV	≧5.0mV
		3)	SV_1	＊	＊	＊
	(4)左側胸部誘導の深いQ		$QV_5＜QV_6$ でかつ QV_6	≧0.5mV	≧0.5mV	≧0.5mV
2点	(5)II, III, aV_F 誘導の高いR	1)	RIIおよびRIII	≧2.5mV	≧2.5mV	≧2.5mV
		2)	RaV_F	≧2.5mV	≧2.5mV	≧2.5mV
	(6)左側胸部誘導のVAT延長		V_5 または V_6	≧0.05秒	≧0.06秒	≧0.06秒
1点	(7)左軸偏位		QRS電気軸	≦0°	≦−30°	≦−30°

注　①ST-Tの肥大性変化：V_5 または V_6 誘導で高いR波を認め，T波が陰性または2相性（－～＋型）のもの．ST区間は下り坂ないし水平のことが多い．
　　②WPW症候群や左脚ブロックがあれば，左室肥大の判定は困難である．
　　③＊印はその年齢群では取りあげない項目．
　　④各項の亜項は重複しても加算しない．
判定　5点以上：左室肥大，3～4点：左室肥大の疑い，1～2点：心電図上は左室肥大と判定しない．

C 両室肥大判定基準

◎両室肥大
　1) 左室・右室ともにおのおのの肥大判定基準が5点以上のもの
　2) 一方の心室の肥大判定基準が5点以上で，他の心室の同基準が3～4点のもの
◎両室肥大の疑い
　左室・右室ともに，おのおのの肥大判定基準が3～4点のもの

D 省略4誘導における心室肥大判定基準

1) 左室肥大の疑い

		小学生・中学生男子	中学生女子
1)	RV_6	≧3.0mV	≧2.5mV
2)	SV_1+RV_6 かつ RV_6	≧5.0mV ≧2.5mV	≧4.0mV ≧2.0mV

○ aV_F のR波高のみではスクリーニング陽性としない
○ V_6 のST-Tの肥大性変化に注目：陰性または2相性（－～＋型）
○WPW症候群や左脚ブロックがあれば判定困難
○心電図の基線はU波の終了からP波の始まりまでの線（U-P線）とする

2) 右室肥大の疑い

		小学生・中学生男子	中学生女子
1)	RV_1 かつ R/SV_1	≧2.0mV ≧1.0mV	≧1.5mV ≧1.0mV
2)	SV_6	≧1.0mV	≧1.0mV
3)	IRBBB かつ RV_1	$RV_1≦R'V_1$ ≧1.0mV	$RV_1≦R'V_1$ ≧1.0mV

○WPW症候群や左脚ブロックがあれば判定困難

図1 右室および左室肥大判定基準

（A～C：大国真彦：小児心電図心室肥大判定基準の改訂．日小循誌　1986；2：248-9より改変）

表1 海外で用いられている左室肥大判定基準

Cornell criteria[2]
aV$_L$ 誘導の R 波高と V$_3$ 誘導の S 波高を加え，男性であれば 28 mm，女性であれば 20 mm を越えていれば左室肥大と判定する（感度 22%　特異度 95%）[2]．

Sokolow-Lyon Criteria[3]
V$_1$ 誘導の S 波高と V$_5$ もしくは V$_6$ 誘導の R 波高を加え，35 mm よりも大きければ左室肥大と判定する．

Romhilt-Estes LVH Point Score System[4]
以下のスコアが 4 点以上ある場合　左室肥大の感度 30 ～ 54%，スコアが 5 点以上ある場合　左室肥大の特異度 83 ～ 97%．

項目	点数
四肢誘導での最大の R 波高もしくは S 波高が 2.0 mV 以上	3 点
V$_1$ 誘導もしくは V$_2$ 誘導の S 波高 3.0 mV 以上	3 点
V$_5$ 誘導もしくは V$_6$ 誘導の R 波高 3.0 mV 以上	3 点
ジゴキシン内服なしでの QRS と反対向きの ST-T 変化	3 点
ジゴキシン内服中の QRS と反対向きの ST-T 変化	1 点
左房肥大	3 点
左軸偏位	2 点
QRS 幅 90 ms 以上	1 点
V$_5$ 誘導もしくは V$_6$ 誘導の Ventricular acceleration time 50 ms 以上	1 点

criteria[3]，Romhilt-Estes LVH point score system[4]などが用いられます（表1）．これらの基準を用いた場合の感度，特異度の記載があるものもありますが，いずれも単一の基準で左室肥大を診断，あるいは除外できるものはありません[5]．またこれらは基本的に成人の心室肥大判定基準であるため，胸郭が小さく心室と胸壁の距離が近い小児に当てはめることはできませんが，高校生以上では参考となります．

📖 文献

1) 大国真彦：小児心電図心室肥大判定基準の改訂．日小循誌 1986；2：248-9.

2) Casale PN, et al.：Electrocardiographic detection of left ventricular hypertrophy：development and prospective validation of improved criteria. J Am Coll Cardiol 1985；6：572-80.

3) Sokolow M, et al.：The ventricular complex in left ventricular hypertrophy as obtained by unipolar precordial and limb leads. Am Heart J 1949；37：161-86.

4) Romhilt DW, et al.：A point-score system for the ECG diagnosis of left ventricular hypertrophy. Am Heart J 1968；75：752-8.

5) Hancock EW, et al.：AHA/ACCF/HRS recommendations for the standardization and interpretation of the electrocardiogram: part V: electrocardiogram changes associated with cardiac chamber hypertrophy: a scientific statement from the American Heart Association Electrocardiography and Arrhythmias Committee, Council on Clinical Cardiology; the American College of Cardiology Foundation; and the Heart Rhythm Society: endorsed by the International Society for Computerized Electrocardiology. Circulation 2009；119：e251-61.

（芳本　潤）

A 心電図検査

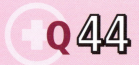

Q44 Q波が異常な場合はどのような波形になりますか？ また，その際に疑う疾患や2次以降の検診について教えてください

Point

- 異常Q波とは幅が40 ms（1 mm）以上，深さがR波の1/4以上のQ波のことである．
- 心筋梗塞では心筋壊死巣の起電力低下に伴い，反対側の起電力が優勢となり観察されるが，心筋梗塞以外の疾患でもみられる．
- 心臓位置異常や心室負荷（特に容量負荷）所見としてもQ波異常はみられる．
- Q波の異常で何が疑われるのかということを考え，同時に観察され得る心電図変化の併存や，2次検診で行われる検査を考慮して2次検診対象者を抽出するべきである．
- あくまでも心電図とは，特異度は高いが感度の低い検査であることを念頭に置き，自動解析システムの過剰診断の可能性も考慮して判読していただきたい．

Key Words　心筋障害，心室負荷，心臓位置異常

◆ 心筋虚血や心筋疾患における異常Q波

　Q波は一般的にⅡ，Ⅲ，aV_F，V_5，V_6においてみられます．正常のQ波は，その深さがR波に対して1/4未満で幅が狭く，単独の誘導において認められる場合にあまり病的意義はありません．異常Q波は幅が広く，より深いことが特徴です．心筋虚血，心筋疾患，心室の強い容量負荷や心臓の位置異常でみられます．心筋虚血や心筋疾患でみられる異常Q波は壊死やダメージのある心筋の起電力低下と，その反対側の心筋起電力の優勢によってあらわれます．左冠動脈肺動脈起始（Bland-White-Garland症候群：BWG症候群）の心電図においては，図1のようにaV_L誘導に幅広くQ/R＞0.25の深いQ波がみられます．同じ側壁誘導であるⅠ誘導ではそれほど深さ，幅はないものの小さなQ波を認め，左胸部誘導を確認するとST低下を伴っており何らかの心筋障害，虚血を疑うに十分な心電図所見であると判断できます．肥大型心筋症の心電図においては図2のようにⅠ，aV_L，V_5，V_6においてQ/R＞0.25の深いQ波を認めます．

◆ 心室負荷に伴う異常Q波

　心室負荷所見を考える場合には，圧負荷を反映するST部分の異常と容量負荷を反映するQRS波高をある程度区別して考える必要があります．一般的に圧負荷の場合は左室であれば左側胸部誘導でのストレイン型ST低下を示すことが多く，容量負荷においてはQRS波高の増大に反映されます．左室容量負荷においては，一般的に左側胸部誘導と同時に下壁誘導（心臓のベクトル方向に近い）であるⅡ，aV_F誘導においても同様にQRS波高が高くなる傾向にあります．容量負荷に伴い起電力が大きくなりQRS波高が高くなるわけですから当然Q波も深くなることがあり，異常Q波の基準に入ってくることがあります．図3は3歳の心室中隔欠損，大動脈弁閉鎖不全重度で心室容量負荷の強かった時の心電図です．Ⅰ，aV_L，V_4，V_5に深いQ波を認めます．術後1か月でそのQ波

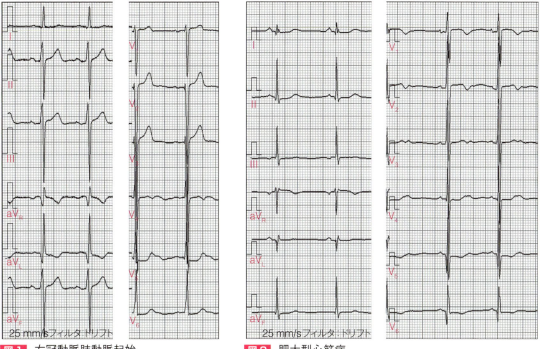

図1 左冠動脈肺動脈起始

図2 肥大型心筋症

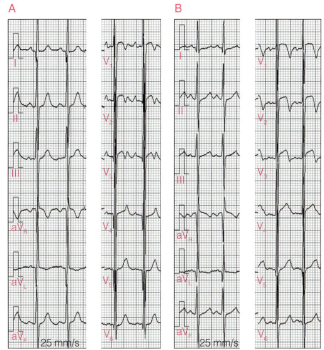

図3 心室中隔欠損 大動脈弁閉鎖不全
A：術前, B：術後1か月.

の深さが改善していることがわかります.

➕ 心臓位置異常に伴うQ波

よくみられるのは右胸心です．右胸心の場合は当然，左側胸部誘導からみれば遠ざかるベクトルになりますのでQ波になります．そして四肢誘導においては左右逆になるので通常みられない誘

導においてきれいな Q 波があらわれます．たとえば I 誘導では左右反転して全く逆の波形となるわけですから，Rs の波形は Qr 型を示すことになります．これは特徴的な波形ですので一度経験したら忘れないでしょう．応用して考えれば，電極を間違えて記録した心電波形も同様に Q 波を呈する可能性のあることを覚えておきましょう．小児循環器診療においては心臓の位置や構造異常を常に意識して心電図判読に応用することが大切です．

2 次検診で判定できること

2 次検診においては児童・生徒を直接診察することができます．地域によっては簡易の心エコーを行うところも存在しますが，身体所見を確認できるわけですから，容量負荷を疑うような場合は聴診所見が大きな助けとなります．しかし心筋障害を考えるなら，明らかな Q 波異常に加え，ST 部分の異常もあるような場合でしたら直ちに 3 次検診で精密検査をする必要があると考えられます．筆者の施設においては肥大型心筋症の学童児の半数以上が Q 波異常で抽出されています．Q 波異常によって抽出される可能性のある疾患の重症度を考えると，十分に Q 波異常のみで 2 次以降の検診が必要といえるでしょう．

単一誘導にとらわれず，心電図を proportion としてとらえること

ある誘導で Q 波異常が気になった場合は，その誘導に近しい誘導においても変化がないかどうかを確認することが重要です．図 1 では aV$_L$ に明らかな異常 Q 波があります．そこで，他の誘導での変化を確認してください．同じく側壁誘導である I 誘導の小さな Q 波や左胸部誘導の ST 異常がその診断を助けてくれます．あくまでも自動解析システムに流されるのではなく，自分の目でそれぞれの誘導の特徴を考慮して判読にあたってください．

(坂口　平馬)

A 心電図検査

Q45 QRS 電気軸の偏位は何を意味していますか？　また，QRS 電気軸の所見のみで 2 次以降の検診が必要と判断してもよいですか？

✚ Point

● 一般的には軸偏位のみでは病的意義はない．
● 右軸偏位は右脚ブロックや右室肥大でみられる．
● 左軸偏位は左脚ブロックや左室肥大でみられるが，左室肥大ではあまり顕著でないことも多い．
● 上方軸の場合は房室中隔欠損，三尖弁閉鎖などの先天性心疾患が背景にあることが多い．

🔑 Key Words　右軸偏位，左軸偏位，上方軸，完全型房室中隔欠損

✚ 学童における QRS 電気軸の正常値と成長に伴う変化

　一般的に年齢が若いほど正常 QRS 電気軸は右軸を示します．これは胎児期には右室からの心拍出量が多く右室が発達していて，新生児期は右室が優位だからです．新生児の正常 QRS 電気軸は通常＋80°〜＋180°が正常とされています．QRS 電気軸は成長とともに徐々に左軸方向となります．正常範囲は乳児では＋30°〜＋110°，3 歳以降は 0°〜＋90°です．

✚ 右軸偏位がみられる場合は

　先ほど述べたように乳幼児は成人と比較して右軸偏位がありますが，学童期以降でも右軸偏位は痩せ型や滴状心でよくみられます．そのため，右軸偏位では正常所見で病的意義はあまりありません．また，左右上肢電極の付け間違いでもみられるので注意が必要です．

✚ 右軸偏位をきたす病態とは

　単独の場合は問題がありませんが，右室肥大や右脚ブロックに合併することもあるので，右軸偏位に気付いた時はこれらの合併がないか注意する必要があります．右室肥大をきたす代表的な疾患としては肺動脈狭窄，Fallot 四徴（図 1），僧帽弁狭窄，原発性肺高血圧，Eisenmenger 症候群などが挙げられます．また，Wolff-Parkinson-White（WPW）症候群や右胸心の場合も右軸偏位がみられますので，これらの疾患の鑑別も重要です．

✚ 左軸偏位をきたす病態とは

　QRS 電気軸の正常値は 3 歳以上で＋60°（0°〜＋90°）です．この正常値よりも小さい数値の場合に左軸偏位となります．左軸偏位は左室肥大，左脚ブロック，左脚前枝ブロックの時にみられます．健康な場合でも肥満や妊婦，高齢者でよくみられますので，単独の場合は特に問題ないことが多いです．ただし，小児では高齢者よりも右軸となりやすいこともあり，単独の右軸偏位よりも背景疾患がある可能性が高いといえます．

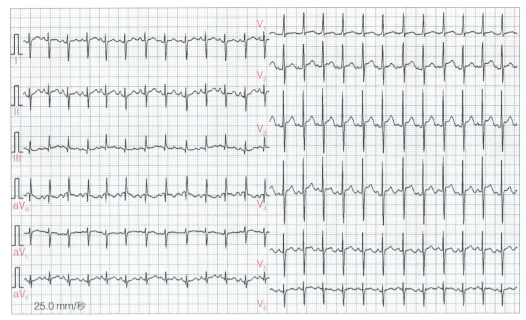

図1 Fallot 四徴の新生児例
右軸偏位と右室肥大を認める．

🏥 左室肥大の時の左軸偏位

右室肥大の時の右軸偏位と異なり，左室肥大の時は極端な左軸偏位はみられず，特に求心性の左室肥大では QRS 電気軸は左軸よりもちょうど＋90°程度であることが多いです．明らかな左軸偏位は左脚ブロックや左脚前枝ブロックといった伝導障害の時のほうがみられます．重度の左室肥大の時は心室の再分極の異常により strain pattern という T 波の異常を伴うことがありますので，左軸偏位をみた時は T 波の異常がないか確認が必要です．

🏥 先天性心疾患と左軸偏位

左軸偏位のなかでも QRS 電気軸が－60°～－100°の場合を上方軸（superior axis または northwest axis）とよびます．

上方軸は左脚前枝ブロック，右脚ブロックでもみられますが，房室中隔欠損，三尖弁閉鎖，修正大血管転位などの複雑先天性心疾患でみられることの多い特徴的な所見です．この場合でも，心房負荷，心室負荷，脚ブロックなど，他の所見も伴うことが多いので注意して観察する必要があります（図2）．

🏥 完全型房室中隔欠損における左軸偏位

完全型房室中隔欠損は出生児の約 0.02%，先天性心疾患の約 5% にみられる比較的頻度の高い先天性心疾患です．房室膜性中隔の組織欠損で，完全型は両心房，両心室間の交通と共通房室間孔が存在し，不完全型は心房中隔一次孔欠損のみで心室間交通を伴いません．この疾患では房室結節を含む刺激伝導系が後下方偏位しているため左軸偏位を認めます．主な QRS 電気軸は上方軸となりますが，II，III，aV_f で小さな r 波に続いて大きな S 波がみられます．その他に PQ 時間の延長，右

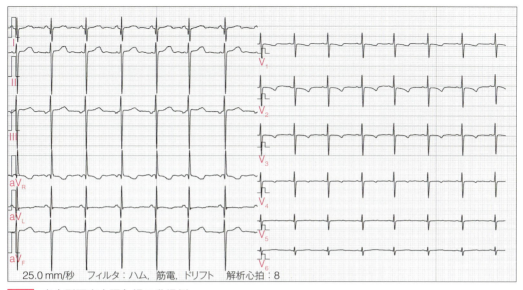

図2 完全型房室中隔欠損の乳児例

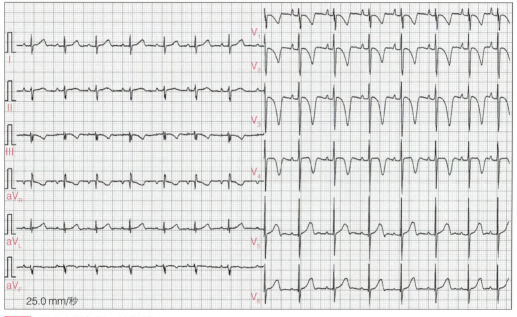

図3 房室中隔欠損の幼児例

室容量負荷による不完全右脚ブロックパターンなどの特徴的な心電図変化がみられます（図3）．

三尖弁閉鎖における左軸偏位

　三尖弁閉鎖でも左軸偏位が特徴的な所見の1つであり，特にⅠ型（正常大血管関係）では85％が左軸偏位を示します．これは左脚がより上方で分枝しているためといわれています．また，右房負荷を呈し，肺血流が増加している症例では両心房負荷の所見もみられます（図4）．

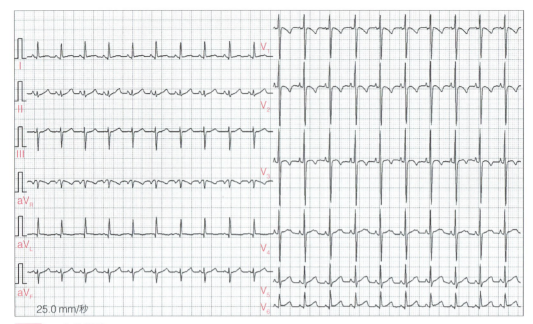

図4 三尖弁閉鎖

左軸偏位の他，左室肥大の所見も認める．

➕ 一般的には電気軸の所見のみで判断できない

　QRS電気軸は新生児では右軸偏位を示し，成長とともに左軸へ変化していくため，年齢によってQRS電気軸の正常範囲は変わります．また，健常者でも正常範囲を超えた軸偏位を示すことはよくあるので，単独の場合は病的な意義はありません．ただし，右軸偏位の場合は右室肥大や右脚ブロック，左軸偏位では左室肥大や伝導障害に伴うものである可能性がありますので，こうした所見の合併の有無を確認することは重要です．

📖 文献

- Myung K, et al.：How to read pediatric ECGs. 4th Edition., Mosby, 2006.
- Allen HD, et al.：Atrioventricular Septal Defects. Moss and Adams' Heart disease in infants, children, and adolescents, including the fetus and young adult. 9th Edition., Wolters Kluwer, 2016.

〈朝海　廣子〉

A 心電図検査

Q46 R・S 波が異常な場合はどのような波形になりますか? また,その際に疑う疾患や 2 次以降の検診について教えてください

Point
- 心電図の QRS 波は心臓の心室部分の興奮を示す部分で,「心室の肥大」や「心室内の伝導障害」により異常があらわれる.それらの程度が強いものでは,速やかに精密検査を行う必要がある.
- 心室の肥大は主に QRS 波高,伝導障害は QRS 時間やベクトルの異常としてあらわれる.
- 心房心室間に房室結節以外の「副伝導路」があると,δ波とよばれる波形が出現し,PR 時間の短縮とあわせて WPW 型心電図と診断される.

Key Words 心室肥大,伝導障害,WPW 症候群

正常の心臓刺激伝導系(図 1)

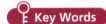

心臓の電気的興奮は,右心房上部にある洞結節から発せられ,心房筋を経て房室結節に伝導し,His 束から左右の脚とその分枝(左脚前枝と後枝)を経て心室筋へと到達します.

心室肥大がみられる場合

疾患により心室に負荷がかかると肥大が起こり,心筋細胞の起電力の変化などから,心電図の QRS や ST 部分に変化があらわれます.「心室肥大」は点数制による「小児心電図の心室肥大判定基準」[1]に準じて行います(→ Q43 参照).明らかな心室肥大所見がみられる場合は,速やかな精密検査が推奨されます.2 次以降の検診では,胸部 X 線や心エコーなどを行い,原因となる器質的心疾患の有無を明らかにします.心室肥大には左室肥大・右室肥大・両室肥大があります.

左室肥大を示した際に疑う疾患は,心筋症(肥大型心筋症,拡張型心筋症,左室緻密化障害など),僧帽弁疾患(僧帽弁閉鎖不全),大動脈弁疾患(大動脈弁狭窄・大動脈弁閉鎖不全),大動脈縮窄,動脈管開存や心室中隔欠損の短絡性疾患,スポーツ心臓,そして高血圧などです.なかでも肥大型心筋症は頻度が多い後天性の疾患で,スクリーニング検査の唯一の異常が心電図であることも多いです.家族性発症が多く,不整脈による突然死をきたす場合があり,調査票の家族例や失神などの症状の有無にも着目します.一方,右室肥大を示した際に疑う疾患は,三尖弁疾患(三尖弁閉鎖不全),肺動脈弁疾患(肺動脈弁閉鎖不全,肺動脈狭窄),肺高血圧,心房中隔欠損などです.

心電図上心室肥大を示しても心エコーで心室肥大を認めない,偽陽性の場合もあります.

心室内の伝導障害がみられる場合

心室内に伝導障害があると,QRS 時間の増大(伝導時間の延長)や,QRS ベクトル(伝導方向)に変化があらわれます.伝導が障害された状態をブロックといい,部位と程度で分類されています.部位では左脚(本幹)ブロック,左脚分枝のヘミブロック,右脚ブロック,これらの組合せによるもの,これらのいずれでもない非特異的心室内伝導障害に分類され,程度では左右の脚ブロックが不

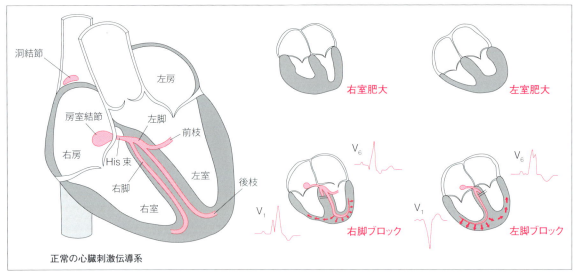

図1 正常の心臓刺激伝導系と心室肥大および心室の伝導障害

完全・完全ブロックに分けられます（完全ブロックのほうがより高度の伝導障害）．

　左室内の伝導障害は器質的心疾患の合併率が高いため，程度にかかわらず2次以降への抽出対象です．特に伝導障害の程度が強い完全左脚ブロックは速やかに精密検査を考慮すべき異常です．二枝ブロックや完全右脚ブロック，程度の強い非特異的心室内伝導障害も，単独で抽出すべき所見になります．右脚ブロックは器質的心疾患がなくてもみられる所見ですが，右室肥大の合併が疑われるものは単独で抽出すべきです．2次以降の検診では，胸部X線や心エコーなどを行い，心筋症や先天性心疾患など器質的心疾患の有無を確認します[2]．

　器質的心疾患がなくても，心臓の刺激伝導系障害が進行して房室ブロックなどのより重度の伝導障害に進展することがあります[3]．新たに心室内伝導障害が出現した場合は，その進行の速さや失神症状の有無にも注意します．家族性にみられる場合があり，調査票では家族歴（突然死，ペースメーカ植込み術）にも着目します．

⊕ WPW症候群

　正常では房室結節が唯一の伝導路ですが，先天的に心房心室の間に余剰な伝導路（房室副伝導路：Kent束）が存在するとδ波とよばれる異常波形が出現します．PR時間の短縮とδ波の組み合わせはWolff-Parkinson-White（WPW）型心電図とよばれ，発作性上室頻拍という不整脈を起こすことがあります（WPW症候群）．また極めて稀ですが，不整脈による突然死を起こすことがあります（→ **Q29** 参照）．

📖 文献
1) 大国真彦：小児心電図心室肥大判定基準の改訂．日小循誌　1986；2：248-9．
2) 鈴木健樹：脚ブロック，心室内伝導障害．診断と治療　2017；105：163-7．
3) 蒔田直昌：進行性心臓伝導障害．医学のあゆみ　2013；245：802-9．

（吉田　葉子）

A 心電図検査

Q47 ST 接合部が異常な場合はどのような波形になりますか？　また，その際に疑う疾患や 2 次以降の検診について教えてください

✚ Point

● 水平型や下降型 ST 接合部低下は病的なものであることを示し，これらの所見がみられる場合には通常 2 次以降の検診への抽出が必要である．

● 心外膜炎では炎症のある心外膜の領域に対応する部位での ST 上昇がみられる．

● 急性心筋梗塞では冠動脈灌流域に限定した誘導での ST 上昇と，その対側となる誘導での ST 低下がみられる．

● 拡張型心筋症では異常 Q 波，R 波の低電位，ST-T 異常などを，肥大型心筋症では左室高電位やストレイン型 ST 低下，異常 Q 波，QRS 幅の延長などを認める．

● 心筋炎でも通常 ST-T 異常を示すが，その他に房室ブロック，心室内伝導障害，R 波減高，異常 Q 波，低電位差，さまざまな心室性および上室性の不整脈など，多彩な心電図所見を示す．

🔑 Key Words　ST 上昇，ST 低下

✚ ST 接合部の電気生理学的な意味

ST 接合部は心室全体の電気的興奮の終了を示す部分です．通常，健常者ではその始まりはほぼ基線に一致し，緩やかに T 波に移行します．ST 接合部は心筋虚血，心筋障害，ジギタリス使用時などに上昇または下降を示し，それらの診断において重要です．

✚ ST 接合部の異常

ST 接合部は，ごく一般的には 0.1 mV ないし 0.2 mV 以上の上昇，0.05 mV ないし 0.1 mV 以上の下降をもって異常と考えます．通常，水平型や下降型 ST 接合部低下(図 1)が I，II，aV_L，aV_F，V_1 ～ V_6 のいずれかでみられれば病的なものであることを示し，これらの所見がみられる場合には通常 2 次以降の検診への抽出が必要です．一方，ST 区間が上向き(図 1)であれば，それ単独では抽出の必要はないと考えても差し支えありません．

✚ ジギタリス効果

ジギタリス製剤投与時には，PQ 間隔延長，QT 間隔短縮とともに，ST-T 波の変化が特徴的で，ST 低下と陰性 T 波がみられます．典型的には P 波から連なるような，下に凸の緩やかな ST 低下と陰性 T 波がみられ，盆状の ST 低下と称されています(図 1)．

✚ 心外膜炎と心筋梗塞

ST 上昇を示す代表的な疾患に，心外膜炎があります．この疾患では炎症のある心外膜の領域に対応する全ての誘導(aV_R と V_1 以外)に生じることが一般的です．

Chapter 5　検査に関する基礎知識

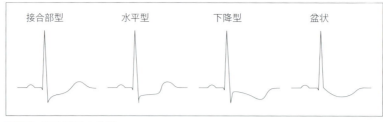

図1 ST低下の分類

　急性心筋梗塞もST上昇の重要な鑑別疾患です．本疾患では冠動脈灌流域に限定した誘導でのST上昇と，その対側となる誘導でのST低下が特徴的です．たとえば右冠動脈の閉塞によってみられるII，III，aV_F誘導でのST上昇では，対側であるaV_L誘導でのST低下がみられます．

拡張型心筋症

　拡張型心筋症では，左室筋細胞の消失とその部位の線維化に伴って，障害部位の異常Q波の出現やR波の減高(低電位)，ST低下，陰性T波といったST-T異常がみられます．肥大型心筋症の心電図所見は基本的には左室肥大に伴う変化によるものです．すなわち，左室高電位(V_5，V_6の高いR波とV_1，V_2の深いS波)やストレイン型ST低下の程度が通常の左室肥大よりも顕著で，異常Q波の出現や心室内の伝導障害を反映したQRS幅の延長を認めることもあります．

心筋炎

　心筋炎でも通常ST-T異常を示しますが，その他に1〜3度の房室ブロック，心室内伝導障害(QRS幅の増大)，R波減高，異常Q波，低電位差，期外収縮の多発，上室頻拍，心房細動，洞停止，心室頻拍，心室細動，心静止など多彩な心電図異常を示します．

早期再分極症候群

　早期再分極症候群の心電図は通常，下壁誘導(II，III，aV_F)，ときに側壁誘導(I，aV_L，V_{4-6})のST接合部にみられる早期再分極を示す"J"波と，同部位のST上昇によって特徴付けられます．このST上昇では，その対側であるaV_LでのST低下は通常認められません．早期再分極は従来，健常人，特に若年男性の5〜10%にみられる良性所見とされていましたが，近年ではその一部で心室細動による突然死との関連性を指摘されています．

（馬場　礼三，岡村　雪子）

A 心電図検査

Q48 T波が異常な場合はどのような波形になりますか？ また、その際に疑う疾患や2次以降の検診について教えてください

> **Point**
> - 小児期では胸部誘導のT波はV₁からV₆に向かって、陰性 から次第に陽性へと変化する.
> - 大きな心房中隔欠損では、その連続性が途切れ、V₄誘導孤立性陰性T波を呈することが多い.
> - 他に陰性T波を呈する疾患としては心筋梗塞、心尖部の肥大型心筋症、たこつぼ型心筋症、急性心筋炎、右室負荷、QT延長症候群、脳血管障害（くも膜下出血）などがある.

Key Words 陰性T波, 胸部誘導のT波連続性

胸部誘導T波の生理的変化

小児期では新生児期を除き、右側胸部誘導でのT波が陰性を示すことは基本的事項として知っておくべきでしょう. その後は発育に伴ってV₄, V₃, V₂, V₁と順次陽性化していきます. V₄は4～5歳までに、V₃は10～11歳頃までに、V₂は12～14歳頃までに、V₁は16歳以上で陽性化します. 小児心電図の解読の上では、これらの点を理解しておくことが重要でしょう. 学校心臓検診を受診する年齢の正常小児では、V₁誘導でみられる深い陰性T波が、左側胸部誘導（V₅, V₆）に向かって次第に、浅い陰性、二相性を経て高い陽性へと順次変化していきます.

心房中隔欠損の「V₄誘導孤立性陰性T波」

大きな欠損を有する心房中隔欠損（二次孔欠損）では上述した胸部誘導でT波の連続的変化が途切れることが特徴的な所見です. すなわち多くの場合V₃誘導で一旦陽性または二相性となったT波がV₄誘導で、もう一度深い陰性を示す「V₄誘導孤立性陰性T波」としてみられます. 他には右軸偏位、右房肥大をあらわすV₁, V₂誘導の高く尖ったP波、不完全右脚ブロック、多くはⅡ, Ⅲ, aV_FでみられるR波のノッチ（chrochetage pattern）などが大きな左右短絡を有する心房中隔欠損の心電図として重要です.

T波の異常を示す疾患

他に陰性T波を呈する疾患としては心筋梗塞、心尖部の肥大型心筋症、たこつぼ型心筋症、急性心筋炎、右室負荷、QT延長症候群、脳血管障害（くも膜下出血）などが鑑別診断として挙げられます. さらに、生理的な心電図所見の1つとして、緊張や不安によって生じるST低下とT波の陰性化があります. 通常はⅡ, Ⅲ, aV_Fで観察され、思春期の女子に比較的よくみられる所見です.

（馬場 礼三, 岡村 雪子）

A 心電図検査

Q49 房室伝導異常の場合はどのような波形になりますか？ また、その際に疑う疾患を教えてください

Point
- 房室伝導は1：1に保たれているが，房室伝導時間が延長している1度房室ブロック，心房から心室の伝導が時々途絶する2度房室ブロック，心房と心室の伝導が完全に途絶している状態の3度房室ブロックに分けられる．
- 自覚症状，ホルター心電図，運動負荷心電図，心エコーで治療方針を決定する．

Key Words　房室ブロック，ペースメーカ

学校検診において，小学1年生で0.07～0.12%，中学1年生で0.36～0.42%の検出率と報告されています[1,2]．

1度房室ブロック

房室伝導は1：1に保たれていますが，房室伝導時間（PR時間）が0.21秒以上に延長した状態です．学校心臓検診のガイドラインでは小学生は0.24秒以上，中学生以上では0.28秒以上が1次検診抽出基準とされています[3]．器質的な疾患を認めることは少なく，運動負荷でPR時間は短縮することが多いので治療不要が大部分です．

2度房室ブロック

PR時間が徐々に延長した後にQRS波が脱落するWenckebach型（Mobitz I型）と，延長を伴わず突然QRS波が脱落するMobitz II型に分けられます．Wenckebach型房室ブロックにおいて，PR時間の延長の程度は1拍目から2拍目が一番大きいです（図1A）．房室結節内の伝導遅延で自覚症状も認めないことが多く，治療不要が大部分です．

一方，Mobitz II型房室ブロックは器質的な房室伝導の障害を有し，His束より末梢の伝導障害を認めます．房室伝導比は3：1伝導以下のものは高度房室ブロックで3度房室ブロックに移行することもあり，ホルター心電図を定期的に行う必要があります．

3度房室ブロック

心房と心室の伝導が完全に途絶している状態で，P波とQRS波は独立した周期で出現します（図1B）．心室からの補充調律は接合部起源であればQRS幅は正常ですが，His束以下でブロックが起きた場合，QRS幅は広く補充調律数も少ないです．自覚症状がなく補充調律数も保たれており，心機能低下を認めない場合は定期的な観察を行いますが，下位での房室ブロックの場合は永久ペースメーカ植込みなど治療を要する場合が多いです．

高度または完全房室ブロックが突然起こり，補充調律は数秒以上出現しない発作性房室ブロック（図1C）においては，失神などの自覚症状を認めることが多くペースメーカ植込みが必要です．

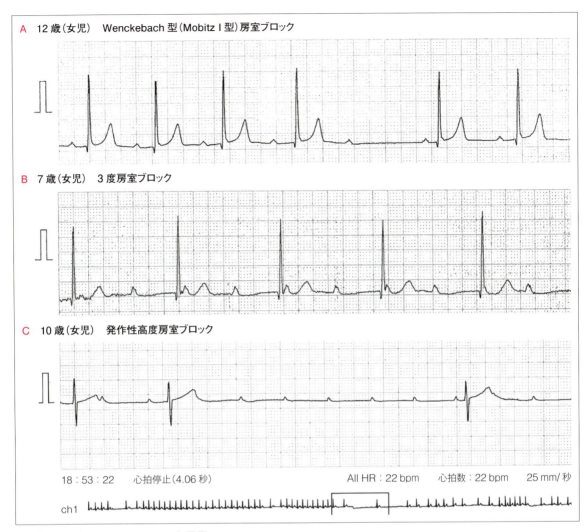

図1 房室ブロックのホルター心電図

📖 文献

1) 鼠尾祥三, 他.：学童不整脈の臨床的検討　―その頻度, 再現性, 他の心疾患の合併, 運動負荷に対する反応―. 心電図　1985；5：375-81.
2) 奥　章三, 他.：不整脈の追跡調査　―小学1年時と中学1年時の比較―. 日小循誌　1990；5：479-83.
3) 日本循環器学会, 他.：2016年版学校心臓検診のガイドライン. 2016. http://www.j-circ.or.jp/guideline/pdf/JCS2016_sumitomo_h.pdf （閲覧：2018年5月14日）.

（豊原　啓子）

B その他の検査

Q50 聴診時に留意すべきポイントを教えてください

Point

- 聴診は心臓病を疑う基本手技であり，確定診断においては診断の誤りや漏れを避けるために重要な手技である．
- 聴診部位，聴診器の膜面型・ベル型を変えながら，心音異常・心雑音を注意深く聴取する．
- 学校心臓検診において多い心雑音は無害性雑音であり，このうち楽音様収縮期雑音（Still 雑音）と静脈コマ音は病的雑音と鑑別できるようにする必要がある．

Key Words 聴診，心音，心雑音

聴診は心疾患の発見に寄与し，また心エコーなどによって行われる確定診断の際も，診断の漏れや誤りをなくすために重要な手技です．心室中隔欠損などの先天性心疾患の多くは就学までに診断されていることが多いですが，心房中隔欠損は学校心臓検診で発見されることも多く，弁膜症の一部や不整脈も発見される可能性があります．1次検診では時間内に多くの児童・生徒の聴診を行わなければならず，できる限り静粛な環境を確保し聴診に集中する必要があります．

聴診器の使用法

外の雑音の遮断と心音の伝達能力に優れた聴診器を使用することが必要です．一般的な聴診器にはベル型と膜面（ダイアフラム）型があり，ベルは低音を聴くのに適しており，膜面は低音がカットされ高音が聴きやすくなっています．ベルで低音を聴取する場合は強く押しつけないことが重要です．ベルでは III 音や IV 音，僧帽弁狭窄の拡張期雑音，無害性雑音などが聴きやすく，膜面では収縮期雑音，大動脈弁閉鎖不全や肺高血圧に伴う肺動脈弁逆流音（Graham Steel 雑音）などの拡張期雑音が聴きやすくなります．

聴診所見

1. 心音

心雑音にとらわれがちですが，まず心音をしっかりと聴診し，I 音，II 音の性状，および III 音，IV 音，クリックの有無を確認します．I 音と II 音の区別は，I 音から II 音までの時間が，II 音から I 音までの時間より短いことを利用しますが，小児で脈拍数が早い場合は不明瞭なこともあります．I 音は心尖部で，II 音は心基部で大きく聴こえるため，心尖部から心基部へ聴診場所を移動させた際に大きくなってくるのが II 音となります．または脈診を併用して，I 音と II 音の間に拍動が触れることを参考にします．II 音は半月弁の閉鎖音であり，正常では，大動脈弁の閉鎖音（II_A）は肺動脈弁の閉鎖音（II_P）に先行し，吸気時に分裂は明瞭になります．心房中隔欠損では持続的肺血流量増加のために呼吸による変動が少なく固定性分裂を認めます．II 音の亢進は，肺高血圧において認められる重要な所見です．III 音は健常児でも聴取することがありますが，IV 音は心室の拡張不全時に

表1 心雑音の強さの表現法（Levineの分類）

Ⅰ度	最も弱い雑音で，聴診器を当てて数秒後にはじめて聴かれる程度のもの
Ⅱ度	聴診器を当てるとすぐに聴こえるが弱い雑音
Ⅲ度	中等度の雑音で，はっきり聴取できる雑音
Ⅳ度	中等度の雑音で，Ⅲ度より強く聴こえる雑音
Ⅴ度	聴診器で聴かれる雑音で最も強く，聴診器を離すと聴こえなくなる雑音
Ⅵ度	胸壁から聴診器を完全に離しても聴こえる強い雑音

注：心雑音部で振戦を触れる時は，Ⅳ度以上である．

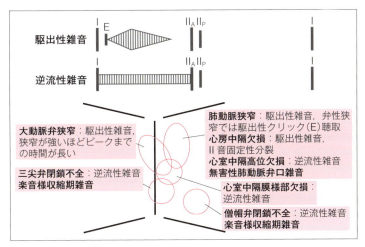

図1 収縮期雑音

心房収縮に一致して生じる音であり，ほとんどの場合で異常所見です．

2. 心雑音

時相，最強点の場所と放散方向，強さ（音の大きさ），音色（ピッチ），呼吸や体位による変化に注意して聴診します．心雑音の強さはLevineの分類によって記載します（表1）．心雑音の時相により，収縮期，拡張期，連続性に分類されます．

1）収縮期雑音（図1）

①収縮期駆出性雑音：大動脈弁狭窄や肺動脈狭窄で発生し，Ⅰ音からやや遅れて，弁性狭窄では駆出性クリックから始まる，ダイヤモンド型の雑音です．心房中隔欠損では，相対的右室流出路狭窄のために胸骨左縁2〜3肋間で駆出性雑音を聴取します．

②収縮期逆流性雑音：Ⅰ音と同時に始まるため，Ⅰ音が聴き取りにくくなります．僧帽弁閉鎖不全，三尖弁閉鎖不全，心室中隔欠損が主な疾患です．

③収縮中期雑音：僧帽弁逸脱の際に，心尖部で聴取できる収縮中期クリックと引き続く逆流性雑音（systolic click–late systolic murmur）を聴取します．

④無害性雑音：小児期に多い心雑音であり，器質的心疾患がなくても聴取される雑音です．楽音様収縮期雑音（Still雑音）は，心尖部もしくはその内側に最強点を有し，弦楽器を弓で弾いたようなブーンという音であり，臥位で増強します．肺動脈弁口部収縮期雑音は，胸骨左縁第2肋間付近で聴取される雑音であり，年長児に多く聴かれ，心房中隔欠損で聴取されるⅡ音固定性分裂や，軽症肺動脈弁狭窄で聴取される駆出性クリックは認めません．

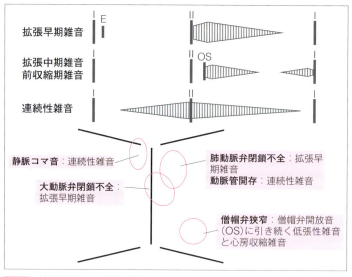

図2 拡張期雑音と連続性雑音

2）拡張期心雑音（図2）

①拡張早期雑音：大動脈弁・肺動脈弁の逆流によって生じる雑音であり，Ⅱ音に引き続く高周波で漸減性の雑音です．

②拡張中期雑音（拡張期ランブル）：僧帽弁・三尖弁の狭窄によって生じる雑音であり，Ⅱ音に遅れて始まる低調な雑音です．心房中隔欠損における相対的三尖弁狭窄など，房室弁通過血流の増加に伴う相対的狭窄でも発生します．

③前収縮期雑音：僧帽弁狭窄で聴取される，亢進したⅠ音に向かって強まる心房収縮に伴う雑音です．

3）連続性雑音（図2）

収縮期・拡張期にまたがって聴取される雑音であり，動脈管開存や冠動脈瘻，肺動静脈瘻などで生じる心臓外の血管性雑音です．静脈コマ音は無害性雑音の1つであり，右鎖骨近辺で聴取される低調な雑音です．臥位や頸静脈の圧迫によって雑音が消失することで器質的心疾患と鑑別可能です．

📖 **文献**

・日本学校保健会：聴診．学校心臓検診の実際 —平成24年度改訂—．日本学校保健会，2013．

（桃井　伸緒）

B その他の検査

Q51 X線検査結果から診断できることや，診断する際の注意点を教えてください

⊕ Point
- 心臓の位置・形態・心胸郭比を評価する．
- 肺血管陰影を評価する．
- 気管・気管支および肺を評価する．
- 胸郭の形態，胸水，横隔膜レベルを評価する．

Key Words 肺血管陰影，心胸郭比

⊕ 読影する前に

　読影する前に考慮しなくてはならない要点を示します．胸部X線では，読影の前に正しく撮影されているかを知る必要があります．

①心臓の大きさを評価する上で，立位（座位）か臥位か？

　心臓の評価には立位が望ましいです．

②正面像ではP（後）→A（前），A→Pのどの方向から撮影されているか？

　心臓の評価はP→Aで撮影します．

③側面像ではR（右）→L（左），L→Rのどの方向から撮影されているか？

　正常心ではR→Lで行い，右胸心ではL→Rで撮影します．

④呼吸時相は吸気か呼気か？

　吸気で撮影します．

⑤斜位になっていないか，上肢挙上されているかどうか？

　正面位では上肢を挙上，または肩甲骨を肺野から外します．

⑥放射線量は適当かどうか？

　心陰影内の椎体が明瞭に認められる線量が適切とされています．

⊕ 読影の手順

　『2016年版学校心臓検診のガイドライン』（日本循環器学会，他）によると，心疾患に対する胸部X線写真は，以下のように観察するように手順が示されています[1]．

①上大静脈：拡張している場合は右房圧上昇をきたす疾患（総肺静脈還流異常など），低形成の場合には欠損や左上大静脈遺残などを考える，

②右房：拡張している場合は容量負荷（三尖弁閉鎖不全，Ebstein病など），あるいは圧負荷（三尖弁閉鎖，肺高血圧による右室圧上昇）を考える，

③肺動脈主幹部：突出している場合は圧上昇（肺高血圧），容量負荷（肺血流量が増加している疾患）を考える，

Chapter 5 検査に関する基礎知識　133

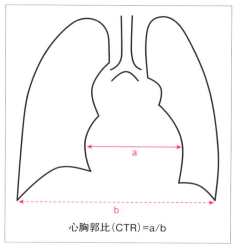

図1 心胸郭比の測定

④左房,
⑤左室,
⑥大動脈,
⑦肺血管陰影,
⑧胸郭骨系統の異常の有無,
⑨石灰化の有無,
の順で読影していきます.

✚ 心臓の位置・形態・心胸郭比の評価

　心臓は心尖部の方向により左胸心(levocardia), 右胸心(dextrocardia), 正中心(mesocardia)に分けられます. 胸部 X 線では上部腹部も撮影されていることが多いので, 立位であれば胃胞の位置が確認できることが多く, 全内臓逆位か胸部内臓逆位かをおおよそ診断できます.

　一般的に成人では右第 1 弓：上大静脈, 右第 2 弓：右房, 左第 1 弓：大動脈, 左第 2 弓：主肺動脈, 左第 3 弓：左心耳, 左第 4 弓：左室の陰影をあらわしていることが多いですが, 小児では年齢や疾患により異なるため注意が必要です. たとえば通常小児では, 大動脈は左第 1 弓として認められず, 明瞭にみられた場合は大動脈の拡張などを疑います. 右側大動脈の場合は, 右第 1 弓として確認されることがあります. 左第 2 弓の拡大は肺動脈血流の増加を示唆していることが多く, 左右短絡疾患の存在や肺動脈弁狭窄による狭窄後拡張を疑います. 修正大血管転位では大動脈が心陰影の左側を形成します. 完全大血管転位では肺動脈が大動脈の後方に位置し心基部が狭くなります. 総肺静脈還流異常では, 垂直静脈が心陰影を形成し, たとえば無名静脈に還流する Ia 型では雪だるま型といわれる特徴的な心陰影を示すことがあります. 人工導管を使用した手術, 異種心膜を使用した手術では, 石灰化が明瞭にみられることがあります.

　乳児では胸腺が発達しており, 縦郭上部の陰影として心拡大と間違われることがあります.

　心拡大の評価は心胸郭比で行いますが(図 1), 一般に小児では十分な呼気で撮影できることは稀であり, 呼吸時相の違いで心胸郭比も大きく変化するため, 心胸郭比の絶対値での評価には限界があることを認識すべきです. 横隔膜レベルを評価して比較することが重要です.

胸郭の異常，特に漏斗胸では心臓は左右に広がり心胸郭比は大きくなります．

肺血管陰影の評価

肺血管陰影の評価は，先天性心疾患では重要となります．左右短絡疾患では，肺血流量が増加するため，肺血管陰影が増強します．肺血流減少疾患では逆に肺血管陰影は減弱します．肺門部肺血管の拡張があるにもかかわらず，末梢肺血管陰影が乏しい場合は，Eisenmenger 症候群などの肺血管閉塞性病変を疑います．肺静脈うっ血では，肺野の間質陰影や，不均一な浸潤影として認められることが多いです．肺静脈の拡張は水平方向の血管陰影として描出されることがあります．肺静脈閉塞疾患の場合は，心陰影は必ずしも拡大せず，間質性のすりガラス状陰影を示すことが多く，間質性肺炎などとの鑑別が必要になることも少なくありません．

気管，気管支および肺の評価

気管，気管支は透亮像として描出されます．気管の太さ，変異により大動脈の位置異常を評価できることがあります．気管支の分枝形態により臓器心房錯位症候群の診断の一助になることがありますが，正確な気管支の評価は CT が優れています．気管支分岐角度が大きい場合は左房拡大を疑います．

肺野は，浸潤影，空洞，無気肺，肺気腫，腫瘤陰影，線状陰影，間質性陰影など呼吸器疾患を評価します．

胸郭の異常

漏斗胸，側弯などに留意します．胸水は肋骨横隔膜角が鈍角になり，デクビタス撮影により胸水の貯留量が推定できます．

横隔膜の位置

横隔膜の挙上は，横隔膜神経麻痺だけでなく横隔膜弛緩症（挙上症）でもみられますが，胸腔内手術をした後の片側横隔膜の挙上は横隔神経麻痺を疑い，透視により呼吸時相の奇異性運動の有無で診断します．

文献

1) 日本循環器学会，他．：2016 年版学校心臓検診のガイドライン．2016．http://www.j-circ.or.jp/guideline/pdf/JCS2016_sumitomo_h.pdf（閲覧：2018 年 5 月 18 日）．

・ 雉本忠市：小児胸部 X 線像のみかた．中外医学社，1989．

（杉山　央）

B その他の検査

Q52 運動負荷心電図の種類と使い分けを教えてください

> **Point**
> - マスター2段階試験は検診などスクリーニング検査として有用だが，負荷中の異常な生体応答を観察できない．
> - トレッドミルや自転車エルゴメータ負荷試験はスクリーニングに加えて，運動中不整脈，心筋虚血や運動能などの重症度の評価や治療効果判定ができる．
> - 自転車エルゴメータ負荷試験は被験者の身長制限があり，運動スキルに左右される．

Key Words マスター2段階試験，トレッドミル負荷試験，自転車エルゴメータ負荷試験

負荷心電図の種類

運動負荷心電図には大きく，①マスター2段階試験（階段昇降），②跳躍法，③トレッドミル負荷試験，そして④自転車エルゴメータ負荷試験，などがあります．これら負荷法の検査法，特徴，そして注意点を示します[1, 2]．

1. マスター2段階試験
①対象：検査技師，あるいは医師1名で施行可能．運動負荷の強さは小さくなく，学校心臓検診や職場の検診などのスクリーニング検査に適しています．

②方法：安静時心電図を記録し半身のみ肌のみえる状態で，裸足で行います．小さな階段の昇り降りを決められた一定のリズム（メトロノームなどに合わせて）で1分30秒，あるいは3分間昇降します．運動後はすぐにベッドに横になり一定の時間ごとに心電図を記録し，変化の程度と回復の程度を記録します．年齢や体格により運動時間や昇降のスピードも異なります．

③所要時間：10〜15分．

④わかること：安静時に認められない不整脈が誘発されたり，冠動脈狭窄による虚血などでSTなどが変化する場合があります．

⑤注意点：運動中の心拍数や血圧などの運動に対する身体の応答（変化）はモニターできません．また，客観的な運動強度は設定しにくいため，重症な不整脈や高度の冠動脈狭窄を有する患者には避けることが好ましいです．心電図所見はあくまで運動終了後の結果であり，運動中の正確な診断はできません．

2. 跳躍法
①対象：検査技師あるいは医師1名で施行可能．運動負荷の強さは比較的大きく，学校心臓検診などのスクリーニング検査に適しています．

②方法：安静時心電図を記録し半身のみ肌のみえる状態で行います．各自のペースで1〜3分間跳躍を行います．運動後はすぐにベッドに横になり一定の時間ごとに心電図を記録し，変化の程度と回復の程度を記録します．

表1 トレッドミルと自転車エルゴメータの比較

	トレッドミル	自転車エルゴメータ
長所	生理的運動 最大負荷まで到達しやすい	負荷量が正確 外的仕事を定量化できる 騒音が少ない スペースを取らない
短所	装置と騒音が大きい 運動の定量化ができない	低身長では施行できない 生理的でなくスキルが必要である 最大負荷がかけにくい

③所要時間：5分.

④わかること：安静時に認められない不整脈が誘発されたり，冠動脈狭窄による虚血などでSTなどが変化する場合があります.

⑤注意点：マスター2段階試験をさらに簡略化した負荷心電図といえます. 負荷の程度が被験者のモチベーションに大きく依存するため結果の客観化が困難といえます. また，跳躍中の心拍数や血圧などの運動に対する身体の応答（変化）はモニターできないため，重症な不整脈や高度の冠動脈狭窄を有する患者には避けることが好ましいと考えられます. 心電図所見はあくまで運動終了後の結果であり，運動中の正確な診断はできません.

3. トレッドミル負荷試験（表1）

①対象：運動負荷の強さは軽い負荷から自覚的最大負荷まで可能であり，学校心臓検診や職場の検診などのスクリーニング検査や心疾患の治療効果の判定に適しています.

②方法：検査技師，あるいは医師2名で施行可能. 上半身に心電図の電極シール，コードを付け，腕には血圧計を巻きます. 電極シールをしっかりと装着するため皮脂や角質を消毒用アルコールで拭きとる必要があります. 心電図の正確な診断に欠かせませんが，アルコールかぶれなどを事前に把握する必要があります. ベルトコンベア上を歩行，あるいは走行するため，上半身のみえる状態か用意された検査衣を着用します. 裸足，または靴下で運動します. 運動前の安静時座位で心電図を記録，血圧測定をした後に，ベルトコンベアの上を歩き出し，プロトコールに従い（通常は1～3分間隔）運動強度が強くなっていき，自覚的な最大運動を原則とします. 運動中に心電図の変化や血圧を測定しながらの負荷試験であり，危険な不整脈，血圧低下，胸痛の出現により運動負荷試験はただちに中止となります. 自覚的最大負荷の終了後は一定のクールダウン（30秒～1分間）の後に座位をとり，回復は4～6分間心電図，血圧，不整脈等を観察記録します.

運動負荷のプロトコールはBruce法に代表される1ステージ3分間の多段階負荷様式を用いる場合が多いです. また，軽度の負荷ステージを短縮したダッシュ法も用いられることが多いです.

トレッドミル装置配置や，負荷中の装置から出る音が小さくなく，十分な検査スペースが確保する必要があります.

③所要時間：30分.

④わかること：マスター2段階試験と同様ですが，より強い負荷状態での生体の心血管応答が観察できます. また，マスター2段階試験と異なり実際の運動中の不整脈が誘発されたり，冠動脈狭窄による虚血などでSTなどが変化する場合があり，運動負荷の強さとこれら病態の関係が明確になります.

⑤注意点：運動強度が強くなるにつれ走行が必要になる場合があり，低年齢の小児や先天性心疾患

などの重症の患者では走行中の転倒などの事故を防ぐように努める必要があります．走行中の後方で不測の事故に備える医療者の配置が時に重要です．また，運動強度が強い場合には被験者の表情などに気を配りながら慎重に運動停止時点を決めることも重要です．したがって，運動負荷試験に精通した検査技師や医師の監督下で行うことが大切です．

4. 自転車エルゴメータ負荷試験（表1）

①対象：トレッドミル負荷試験と同様に運動負荷の強さは軽い負荷から自覚的最大負荷まで可能であり，学校検診や職場の検診などのスクリーニング検査や心疾患の治療効果の判定に適しています．

②方法：準備はトレッドミル負荷試験と同様であり，検査技師，あるいは医師2名で施行可能．上半身に心電図の電極シール，コードを付け，腕には血圧計を巻きます．電極シールをしっかりと装着するため皮脂や角質を消毒用アルコールで拭きとる必要があります．自転車ペダルを漕ぐ場合もトレッドミル負荷試験と同様上半身のみえる状態，あるいは用意された検査衣を着用します．ペダルが踏めるような靴下あるいは運動靴等で運動します．運動前の安静時座位で心電図を記録，血圧測定をした後に，ペダルをピッチ音（通常は毎分60〜80回）に合わせて漕ぎます．ペダルは次第に重くなりますが，負荷様式はプロトコールに従い自覚的な最大運動を原則とします．運動中に心電図の変化や血圧を測定しながらの負荷試験であり危険な不整脈，血圧低下，胸痛の出現により運動負荷試験はただちに中止となります．自覚的最大負荷後は一定のクールダウン（30秒〜1分間）の後，回復は4〜6分間心電図，血圧，不整脈等を観察記録します．

運動負荷のプロトコールは1ステージ3分間の多段階負荷様式を用いる場合や直線的に負荷が滑らかに増加するランプ負荷が一般的となっています．

③所要時間：30分．

④わかること：トレッドミル負荷試験と同様で，より強い負荷状態での生体の心血管応答が観察できます．運動中の不整脈が誘発されたり，冠動脈狭窄による虚血などでSTなどが変化する場合は，運動負荷の強さとこれら病態の関係が明確になります．

⑤注意点：自転車ペダルを踏むためには一定の技術が必要であり，自転車に乗ったことがない場合には十分な負荷とならない場合があります．また，装置の関係から一定の身長（通常120cm以上）が必要で小学生の低学年では検査できない場合があります[2]．

5. 呼気ガス分析併用負荷試験

トレッドミルや自転車エルゴメーター負荷試験の際に呼気ガス分析器を併用することで，被験者の運動能の指標である最高酸素摂取量が測定できます．また，運動負荷の強度も客観的に判断でき，不整脈や心筋虚血の診断に加えて心疾患患者の重症度や治療の判定に有用とされています．

📖 文献 ••

1) Paridon SM, et al.：American Heart Association Council on Cardiovascular Disease in the Young, Committee on Atherosclerosis, Hypertension, and Obesity in Youth.：Clinical stress testing in the pediatric age group: a statement from the American Heart Association Council on Cardiovascular Disease in the Young, Committee on Atherosclerosis, Hypertension, and Obesity in Youth. Circulation. 2006；113：1905-20.

2) 大内秀雄，他.：運動負荷法による心肺応答の差　トレッドミルとエルゴメーターでの比較. 日小循誌　2000；16：799-800.

（大内　秀雄）

B その他の検査

Q53 心エコー検査結果から診断できることや診断する際の注意点を教えてください

❶ Point

- ●学校心臓検診において，2次検診における非侵襲検査として，心エコーは非常に重要である．
- ●心エコーは網羅的な検査であるが，他の身体所見，検査所見も診断の鍵となる．

🔑 Key Words 心エコー，2次検診

❶ 学校心臓検診における心エコー

学校心臓検診において，2次検診における心エコーの役割は非常に重要です．心エコーで器質的な心疾患の多くを検出することが可能であるからです．

また現在，学校心臓検診で発見される心疾患の多くは無症状で，幼児期以前に症状が出現する心疾患は少ないことが特徴です．自ずと疾患の種類が定まり，また軽微な異常がみつかることも多いです．一方で突然死の原因となる心疾患の初期の場合もあり，注意が必要です．2次検診の心エコーは網羅的にする必要がありますが，心疾患を見落とさないためには，心エコーのみに頼らず，顔貌，胸郭の変形などの体表の所見，心音や心雑音の聴取，血圧の触知と測定，チアノーゼの存在などの身体所見，心電図所見，胸部X線所見などをしっかりと観察した後に疑わしい疾患を思い浮かべて，心エコーでよく鑑別していく必要があります．

以下に心電図所見や身体所見をヒントとして，どのように2次検診の心エコーを進めるかを1次検診に携わる職種方々にもわかりやすく解説します．

❶ 不完全右脚ブロック

V_1誘導のlate Rが大きい不完全右脚ブロック，不完全右脚ブロックがなくてもV_4誘導の孤立性陰性T波など，心電図で右室の容量負荷所見を疑った場合，まず右室の容量負荷が存在するかをいかにみるかが重要です．断層像では右室の拡大，M-mode法では心室中隔の奇異性運動などを中心にみるわけですが，まず左室乳頭筋レベルの短軸断面で右室が左室と同じくらいの大きさならば右室の拡大があると考えてよいと思います．さらに三尖弁輪径の計測，四腔断面での右室の基部や中部の内径の計測でも右室の拡大を判別できます[1]．次に，心房中隔欠損を検索するわけですが，一次孔や二次孔の欠損は傍胸骨の四腔断面像で比較的みつけやすいです（図1）．しかし，それ以外の心房中隔欠損では，検索する方法が異なります．上位静脈洞型の心房中隔欠損では，右側臥位胸骨右縁の矢状断面像や心窩部からの矢状断面で上大静脈の尾側に心房中隔欠損が存在するかを検索します．冠静脈洞の近傍に開口部がある冠静脈洞型の心房中隔欠損では，経胸壁心エコーでの検出が難しいことが多く，拡大した冠静脈洞，右房への還流部位付近の異常血流などに注意する必要があります．心房中隔欠損がなく，部分肺静脈還流異常を呈する症例もありますから，右室容量負荷がはっきりとあり，明らかな心房中隔欠損がなければ，CT，MRI，経食道心エコーなど他の画像

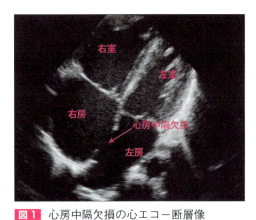

図1 心房中隔欠損の心エコー断層像
右房と左房の間の心房中隔に欠損孔(矢印)が開いている．二次孔欠損である．

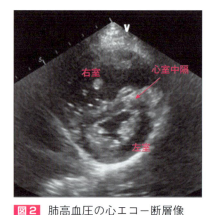

図2 肺高血圧の心エコー断層像
右室と左室の間の心室中隔が左室側へ偏位している(通常は右室側凸)．

診断を活用して診断したほうがよいでしょう．

右室肥大

心電図で，右側胸部誘導のR波が高いなど(→ Q43参照)右室肥大の所見を認めた時には，右室圧負荷所見を検索する必要があります．心エコーでスクリーニングすべき代表的な心疾患は特発性や遺伝性を含めた肺動脈性肺高血圧です．心エコーで右室の拡大，収縮期末期から拡張早期の心室中隔の扁平化(D-shape)が肺高血圧をみつける際の重要な所見です(図2)．三尖弁の逆流があれば，連続波ドプラという方法で計測して右室圧を推定できます．また，右室流出路のパルスドプラ血流波形を計測し，そのパターンでも肺高血圧の存在を診断することができます〔ピークまでの時間/駆出時間(acceleration time/ejection time)が0.3以下ならば肺高血圧を疑います〕．

異常Q波やST-T異常

異常Q波やST-T異常(→ Q44, Q47参照)で鑑別すべきは，心筋症です．肥大型心筋症については，左室短軸断面の心基部，乳頭筋，心尖部の各レベルで中隔壁，後壁，側壁を注意して観察し，壁厚の増加があるかを判断します(図3)．収縮期雑音を聴取すれば，カラードプラを用いて左室流出路や左室内の狭窄，僧帽弁逆流の有無をみつける必要があります．拡張型心筋症では，左室拡大，壁運動異常を観察し，心機能はM-mode法で左室の内腔を計測，収縮能はbiplane法で左室駆出分画(left ventricular ejection fraction：LVEF)を求めるとよいでしょう．また，左室心筋緻密化障害も見落とさないように心尖部の構造をよく観察する必要があります．図4のように心尖部に肉柱形成がみられます．一方，V_1で異常Q波，QSパターン，陽性T波，左側胸部誘導でQ波の欠如，左軸偏位などを契機に，修正大血管転位という稀な先天性心疾患が見つかることもあり，この特徴的な心電図所見をみたら，修正大血管転位を疑い区原診断を利用して，心エコー診断をします[2]．

心音，心雑音

異常心音はⅠ音，Ⅱ音の亢進，Ⅱ音の固定性分裂，Ⅲ音，Ⅳ音などがありますが，種々の疾患で特徴的な心音があり，それをヒントに心エコーを行います．たとえばⅡ音の亢進では，肺高血圧(肺動脈弁が強く閉まるため)や修正大血管転位(左前に大動脈があるため)が挙げられます．

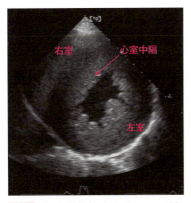

図3 肥大型心筋症の心エコー断層像

左室が全周性に肥大している．

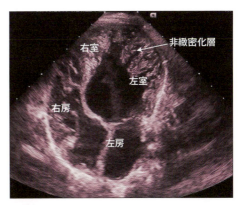

図4 左室緻密化障害の心エコー断層像

左室の心尖部中心に肉柱形成がみられる．非緻密化層が深い間隙を作っている．

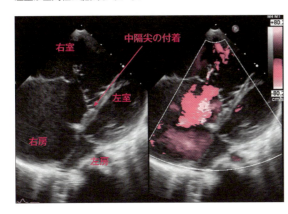

図5 Ebstein 病の心エコー断層像 カラーマッピング像

中隔尖の付着位置が心尖部方向にずれている．三尖弁逆流もみられる（左図の ■ 血流）．

　心雑音は，"胸骨左縁第 2 肋間で Levine II/VI の収縮期逆流性雑音を聴取"と，部位，強さ，期間，性質で表しますが，流れる血流の期間と部位を基に，弁，血管，心室のどの間の血流なのかを考えながら心エコーを撮ります．たとえば胸骨左縁第 2 肋間に連続性雑音を聴取したら，大動脈─肺動脈，右室間の短絡血流を考慮して心エコーを施行し，動脈管，冠動静脈瘻などがないかを観察します．カラードプラを用いて異常血流をみつけ，連続波ドプラで実際の圧較差を計測します．

➕ その他　δ 波，心室性不整脈など

　心電図で δ 波＝右側の副伝導路があった場合，Ebstein 病があるかを心エコーで確認する必要があります．三尖弁の中隔尖が 8 mm/m^2 以上，心尖部方向に右室の中隔から浮き上がっていなければ Ebstein 病の診断となります（図 5）．左側の副伝導路があった場合は肥大型心筋症も鑑別が必要です．心室性不整脈は，特発性の期外収縮が多いですが，稀に心筋症，不整脈源性右室心筋症などが原因のこともあります．右室，左室ともに心室の壁運動異常があるかどうか，また，冠動脈走行に異常がないかどうかを確認する必要があります．

📖 文献

1) Pettersen MD, et al.: Regression Equations for Calculation of Z Scores of Cardiac Structures in a Large Cohort of Healthy Infants, Children, and Adolescents: An Echocardiographic Study. J Am Soc Echocardiogr 2008；21：922-34.
2) 瀧聞浄宏，他．：修正大血管転位．心エコーハンドブック 先天性心疾患．金芳堂，2013；158-70.

（瀧聞　浄宏）

B その他の検査

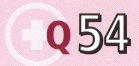

Q54 2次以降の検診で心臓カテーテル検査が必要と考えられるのはどのような場合ですか？また，実施の際の注意点を教えてください

Point

- 心臓カテーテル検査は心血管構造の診断目的で行うことは少なくなったが，心機能・血行動態の評価には有用である．
- 構造異常を伴う心疾患（心房中隔欠損など），弁疾患，肺動脈性肺高血圧症，心筋症などでカテーテル検査が必要な場合がある．
- 肺動脈性肺高血圧症は，重篤な呼吸不全・心不全が誘発される場合がある．

Key Words　心臓カテーテル検査，カテーテル治療

はじめに

　2次以降の検診で心臓カテーテル検査が必要となるのは一部の疾患に限られます．構造異常を伴う心疾患・弁疾患，肺動脈性肺高血圧症，心筋症などが対象となります．心臓カテーテル検査を行う主な目的は，心血管構造の診断と，心機能・血行動態の評価です．心筋症での心筋生検，不整脈での電気生理学的検査などが必要となる場合もあります．

　心血管構造の診断には，心エコー・CT・MRI・心臓カテーテル検査が行われます．心エコーでほとんどの心血管構造の診断は可能です．非侵襲的・簡便・繰り返し検査できるなどの利点が多く第一選択となりますが，体型による制限などがあります．CT・MRIは，気管などを含めた三次元構造の把握に優れ，詳細な心血管構造の診断に有用です．しかし，CTでは放射線被曝・造影剤による副作用などの問題があり，MRIでは検査時の鎮静・検査の制限（体内金属の有無など）が問題となります．心臓カテーテル検査は，心室血管の位置関係・冠動脈を含む血管の走行や形態診断に優れ，CT・MRIよりも時間分解能・空間分解能に優れています．しかし，入院・鎮静など患児の負担が大きく，放射線被曝・造影剤の副作用などの問題もあります．

　心機能・血行動態の評価では，それぞれの検査方法で有用性が異なります．心臓カテーテル検査では，心拍出量・肺体血流比・肺血管抵抗・心室容積・心駆出率・心内圧などさまざまな指標の測定が可能で，それに基づき正確な治療方針をたてることが可能です．手術適応を検討する場合には，非常に有用です．

　また，近年は心臓カテーテル検査に加えカテーテル治療が行われるようになっています．

学校心臓検診1次検診受診者数と構造的異常を伴う心疾患

　表1にわれわれの施設で実施している学校心臓検診の内訳を示します．過去6年間の1次検診受診者数は年間約5万人でした．2次検診は1次検診受診者の約1〜2%が受診していました．発見された構造的異常を伴う心疾患で最も多かったのは心房中隔欠損で，約1万人に1.5人の頻度でした．肺動脈弁狭窄・動脈管開存・心室中隔欠損も少数ながら診断されていました．その他弁

表1 学校心臓検診1次検診受診者数と構造的異常を伴う心疾患

	H24	H25	H26	H27	H28	H29
受診者数	53,407	51,754	51,556	49,690	51,465	48,647
心房中隔欠損	6	6	15	5	7	7
僧帽弁閉鎖不全	7	5	14	14	10	3
肺動脈弁狭窄		2		2	2	
動脈管開存		1	2	1		
大動脈弁狭窄・閉鎖不全	2	3	2	1		
心室中隔欠損			2	3	1	

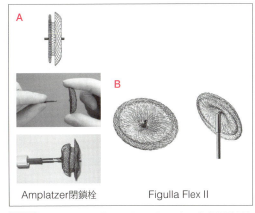

図1 現在日本で使用可能な心房中隔欠損閉鎖栓

A：Amplatzer 閉鎖栓（AGA Medical Corporation）；閉鎖栓とデリバリーケーブルはスクリューで接続されている．
B：Figulla Flex II（Occlutech社）；閉鎖栓の円盤状の部分をデリバリーケーブルで挟み込む形状．

疾患では，2012〜2017年の間に僧帽弁閉鎖不全が53人・大動脈弁閉鎖不全が8人診断されていました．管理されていない川崎病は近年減少しています．

各疾患の心臓カテーテル検査の必要性

1. 心房中隔欠損

静脈洞欠損型や肺静脈還流異常を合併する場合，心エコーのみでは診断が困難で，造影CTや心臓カテーテル検査が併用される場合があります．実施の際には，欠損孔と肺静脈還流部位の位置関係に注意が必要です．治療適応決定に必要な肺体血流比・肺動脈圧・肺動脈狭窄などの血行動態にも注意が必要です．近年は，カテーテル治療を行う場合が増えています（図1）．欠損孔辺縁の壁（rim）が十分にあればカテーテル治療が可能であり，低侵襲で治療を受けることが可能です．われわれの検診で心房中隔欠損と診断された46人中，治療を実施または予定しているのは，カテーテル治療が11人，外科手術は20人で，他は経過観察中です．今後はカテーテル技術の進歩に伴い，カテーテル治療の割合が増加すると考えられます．

2. 僧帽弁閉鎖不全

左房圧・左室容積・肺動脈圧などの血行動態を検査する必要がある場合に心臓カテーテル検査が実施されます．逆流が強い場合などに検査が実施されますが，2017年までの過去6年間で心臓カテーテル検査を行った症例はありませんでした．

3. 肺動脈弁狭窄

心臓カテーテル検査が行われるのは，治療が必要な場合・治療適応を診断する場合です．学童期以降に肺動脈弁狭窄の治療が必要となる場合はほとんどなく，2017年までの過去6年間で心臓カテーテル検査を行った症例はありませんでした．

4. 大動脈弁閉鎖不全

心臓カテーテル検査が行われるのは，圧測定（大動脈・肺動脈・左心室・左心房），左心室容量測定・弁逆流の画像診断が必要な場合です．逆流が強い場合は，上記の診断目的に心臓カテーテル検

査を計画します.

5. 動脈管開存

心臓カテーテル検査が必要となるのは，肺動脈弁狭窄と同様に治療が必要な場合・治療適応について検討する場合です．動脈管開存の治療はほとんどがカテーテルで行われており，学校心臓検診で診断された症例も，全例カテーテル治療が行われています.

6. 心室中隔欠損

心臓カテーテル検査は，肺動脈圧・肺血管抵抗・肺体血流比の測定・大動脈弁逸脱などの形態診断目的で行われる場合があります．2017 年までの過去 6 年間で心臓カテーテル検査を行った症例はありませんでした.

7. その他の疾患

頻度は低いですが，肺動脈性肺高血圧症が診断される場合があります[1]．肺動脈圧・肺血管抵抗の測定，酸素・肺血管拡張薬への反応性をみるために，心臓カテーテル検査は必須となります．重症例では鎮静・麻酔で呼吸不全や循環不全となる場合があり，しっかりとした検査計画を立てる必要があります．特に造影検査では急激に状態が悪化する場合があり，造影は末梢肺動脈で極少量の造影剤で行うべきです.

また心筋症が診断される場合があります．心臓カテーテル検査が必要となるのは，①肥大型閉塞性心筋症で流出路狭窄がある場合，②拡張障害を疑い心内圧を測定する場合，③冠動脈造影をする場合，④心筋生検が必要な場合などです．いずれの場合も，不整脈・心不全症状の悪化などに注意する必要があります.

最後に，心臓カテーテル検査全般で注意することは，被曝線量・穿刺部の合併症です．近年は血管撮影装置の性能が向上し，また小児は体脂肪が少ないため，被曝線量が問題となることは稀です．検査内容・装置の性能にもよりますが，われわれの施設では造影 CT と同程度の被曝線量で検査が行われています.

また穿刺部の合併症(動静脈瘻・動脈瘤など)の頻度は 1/1,000 程度といわれています．心臓カテーテル検査を行う際は，家族・本人に穿刺についての十分な説明が必要です．近年はエコーガイド下の穿刺が推奨されており，導入が推奨されます.

📖 文献 ···

1) 小室枝里子, 他.：発症から診断までに 2 年を要した重症特発性肺動脈性肺高血圧症の小学校男児例. 東京小児科医会報 2016；35：71-5.
・ 野村裕一, 他.：鹿児島県における学校心臓検診の心房中隔欠損スクリーニング効果の検討. 小児科臨床 2001；54：953-7.

(星野　健司)

Material

資料

心臓の構造と刺激伝導系

心臓の構造と刺激伝導系を図1に示します.

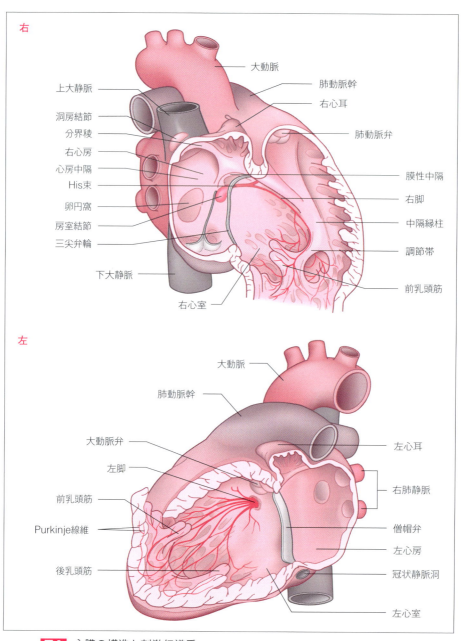

図1 心臓の構造と刺激伝導系

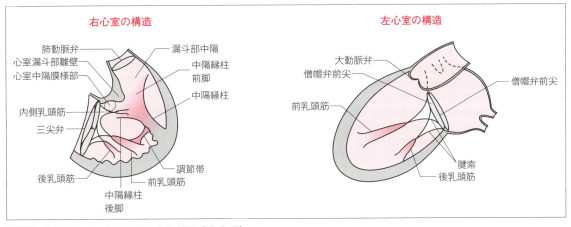

図2 右心室および左心室の内部構造（模式図）

（山岸敬幸，白石公（編）：先天性心疾患を理解するための臨床心臓発生学．メジカルビュー，2007 より改変）

✚ 心房心室の構造（図1，図2）[1]

1. 右心房

右心房は解剖学的には，

①右心耳（right atrial appendage）および右心房前壁：右心房の前方に位置し，胎生期の原始心房の構造をとどめた部分．壁は薄く，心内膜面には細かい肉柱形成を伴う櫛状筋（pectinate muscle）が発達しています．

②静脈洞（sinus venosus）：右心房の後方に位置し，胎生期の上主静脈（upper cardinal vein）が原始心房に吸収合体することで形成された部分．心内膜面は平滑で，壁は比較的硬いです．

③心房中隔（atrial septum）

以上の3つのコンポーネントより成り立っています．櫛状筋の発達した右心耳および右心房前壁と後方の静脈洞とは，心内膜則において隆起した分界稜（crista terminalis）によって隔てられています．分界稜の心外膜面は，やや陥凹した分界溝（sulcus terminalis）がみられます．上大静脈との境界部分（sinoatrial junction）にあたる分界溝には，心臓のペースメーカ機能を果たす洞房結節（sinoatrial node）が存在し，その部分には交感神経や副交感神経が多く分布し，神経節細胞（neural ganglion cell）も認められます．

右心房の中隔面は主に心房二次中隔より形成されます．その中央から心房中隔下縁にかけて楕円形の窪みである卵円窩（fossa ovalis）が存在します．この部分には，心房二次中隔は欠如しているので，壁は薄い構造の心房一次中隔のみから形成されます．そのために，成人でもカテーテルによる心房中隔穿刺（Brockenbrough法）が可能です．

2. 左心房

左心房は解剖学的には，

①左心耳（left atrial appendage）：左心房の前方に位置し，櫛状筋が発達し原始心房の構造をとどめた部分．特に左心耳では肉柱形成が発達し，壁が薄いです．

②左心房後壁：左心房の後方から萌出する共通肺静脈は分枝し発達しますが，第2分枝（4本目）までは左心房と吸収合体して左心房後壁を形成します．したがって心内膜面は平滑で，壁は比較的

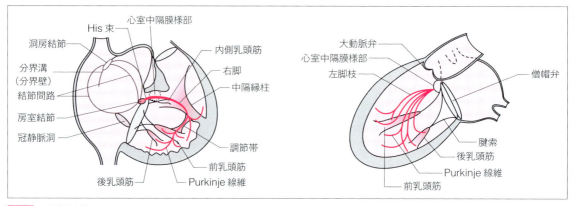

図3 刺激伝導系の走行(模式図)
(山岸敬幸, 白石公(編):先天性心疾患を理解するための臨床心臓発生学. メジカルビュー, 2007 より改変)

硬いです.
③心房中隔(atrial septum)

以上の3つのコンポーネントより成り立ちます.

3. 右心室

右心室は, 流入路と流出路が緩やかな角度を成し, おにぎり型の三角形の形態を成しています. その内部構造を正確に理解することは, 先天性心疾患の解剖学的異常を理解する上で不可欠です.

右心室は大きく分けて,

①流入部(inlet portion)
②洞部(sinus portion)または肉柱部(trabecular portion)
③流出部(outflow portion)または漏斗部(infundibular portion)
④膜様部(membranous portion)

から構成されます.

流入部は心内膜床組織(endocardial cushion tissue)の関与により形成される心室中隔で, 肉柱形成が心尖部程ではないが発達しています. 完全型房室中隔欠損(complete type atrioventricular septal defect)では, この部分が大きく欠損し, その結果, 共通房室弁の付着および閉鎖部位が心尖部方向に偏位します(scooping).

洞部には大きな肉柱がよく発達し, 右心室の特徴となっています. 心室中隔面には, 中隔縁柱(trabecular septomarginalis)とよばれる大きな肉柱が心尖部より起始し, 右心室流出路に向かって縦走している右室前面では, 三尖弁乳頭筋のうち最も大きな前乳頭筋(anterior papillary muscle)が心尖部より起始します. 右心室心尖部では, 前乳頭筋と中隔縁柱の起始部を橋渡しする構造の調節帯(moderator band)とよばれる筋束が横走します. 中隔縁柱は途中でY字型, すなわち流出路側の前脚(anterior limb)と流入路側の後脚(posterior limb)に2分枝します. 前脚は流出路において, 心室中隔側では漏斗部中隔(infundibular septum)に, 右後方では心室漏斗部雛壁(ventricular infundibular fold)に移行します. 後脚は膜様部中隔の辺縁から三尖弁方向に広がり, 前脚との分岐直後の部分から三尖弁の内側乳頭筋(medial papillary muscle)が起始します.

流出部は, 胎生期の円錐中隔(conus septum)に由来する漏斗部中隔により形成されます. この部分には肉柱形成は認められず, 心内膜面は平滑です. 漏斗部中隔の右縁は心室漏斗部雛壁に, 左縁

は中隔縁柱前脚の上縁に連続します．右心室では，流入路と流出路の成す角度が比較的緩やかであり，三尖弁と肺動脈との間は心室漏斗部雛壁により一定の距離を保って分離されています．

心室中隔の膜様部は，流入部，洞部，流出部の3つのコンポーネントが集結する部位に位置し，下縁を中隔縁柱後脚，上縁を心室漏斗部中隔雛壁下部，右縁を三尖弁輪（中隔尖）で囲まれ，線維性の薄い膜様組織より形成されます．

4. 左心室

左心室は流入路と流出路が急峻な角度を成し，ラグビーボール状の形態を成します．

①流入部（心内膜床組織に由来し，肉柱形成が少ない部分）

②洞部（細かい肉柱形成がみられる部分）

③流出部（円錐中隔に由来する，表面が平滑な部分）

④膜様部

から成り立ちます．

左心室基部の約1/3は心内膜面が平滑で，肉柱形成がほとんどみられません．心尖部の約2/3は細かい肉柱形成が平行に縦走します．僧帽弁の乳頭筋としては，後内側乳頭筋（postero-medial papillary muscle）と前外側乳頭筋（antero-lateral papillary muscle）の2本が存在します．左室流出路では，円錐口の左方移動に伴って漏斗部後方の心筋細胞が前方に移動し欠如するため，僧帽弁前尖と大動脈弁無冠尖は線維性に連続します．

➕ 刺激伝導系（図1，図3）[1]

1. 洞房結節（sinoatrial node：SA node）

上大静脈と右心房の境界部分（sinoatrial junction）の前面で，分界溝の上縁の心外膜側に位置する紡錘形（長さ7〜8 mm，幅2〜3 mm，厚さ1〜2 mm）の組織．洞房結節細胞は刺激伝導系細胞のなかで最も早い自働能を持ち，心臓全体の歩調取り（ペースメーカ）の機能を果たします．中心部に洞房結節動脈（sinoatrial node artery）が貫いています．小型で胎生期の心筋細胞の特徴を備える特殊心筋細胞である洞房結節細胞（sinoatrial node cell），移行細胞（transitional cell），線維芽細胞，膠原線維が網目状に交錯する構造を成します．周囲には神経節細胞も多く存在し，結節内には交感神経および副交感神経終末が分布します．

2. 結節間伝導路（internodal conduction pathway）

心房内には，以下の3つの結節間伝導路が知られています．

①前結節間路：洞房結節左縁より発し，心房中隔を下行し房室結節に至る経路．

②中間結節路：洞房結節後縁より発し，心房中隔後上方から前方へ横切り房室結節に至る経路．

③後結節間路：洞房結節右縁より分界稜に沿って右心房壁を下降し，下大静脈弁前方を経て房室結節に至る経路．

3. 房室結節（atrioventricular node：AV node）

房室結節は，冠状静脈洞，Todaro索（tendon of Todaro），三尖弁輪により形成されるKochの三角（triangle of Koch）の頂点付近の心内膜下に存在する長さ5〜6 mm，幅4〜5 mm，厚さ2〜3 mmの組織．中心部を房室結節動脈（atrioventricular node artery）が貫通します．洞房結節同様に小型の特殊心筋細胞である房室結節細胞（atrioventricular node cell），線維芽細胞，膠原線維が網目状に交錯します．神経終末も分布します．

4. 房室伝導路(atrioventricular pathway)

　房室結節の心室側は His 束に連続します．His 束は心室中隔膜様部の後下縁を通過し，貫通枝(penetrating bundle)と右脚枝(right bundle branch)の 2 本に分かれます．右脚枝は中隔縁柱後脚の上縁で内側乳頭筋の起始部を通過して，中隔縁柱本体に入り下降し，右室後壁へ多数の Purkinje 線維を分枝するとともに，一部は調節帯を通過し，最終的に右室自由壁および前壁へ多数の Purkinje 線維を分枝します．貫通枝は中心線維体を貫き左脚枝となります．左脚枝は左室心内膜下で速やかに多数の Purkinje 線維に分枝します．これらの左脚の分枝は，機能的に大きく前肢と後枝に分けられます．Purkinje 線維はそれより上位にあたる His 束までの特殊心筋細胞とは発生学的に起源が異なり，大型でグリコーゲンに富んで伝導速度が極めて早いです．

📖 文献 ....

1)　山岸敬幸，白石公(編)：先天性心疾患を理解するための臨床心臓発生学．メジカルビュー，2007．

(白石　公)

Fridericia 補正式

Bazett 補正式：QTcB ＝ QT 時間 / 先行する RR 間隔の平方根
Fridericia 補正式：QTcF ＝ QT 時間 / 先行する RR 間隔の三乗根

✚ QT 延長心電図のスクリーニング

　学校心臓検診は学校突然死に繋がる可能性のある学童を未然に診断することで学校でのイベントを予防することに寄与しています．QT 延長症候群は重篤な不整脈から突然死をきたす可能性があり，また，心電図でスクリーニング可能な疾患であることから，学校心臓検診で診断される重要な疾患の 1 つです．

　QT 時間は心拍数が多くなると短くなる，すなわち RR 間隔が短くなると QT 時間も短くなるということは容易に理解できます．したがって，QT 時間の評価を単に QT 時間だけで評価することには意味がなく，先行する RR 間隔で補正して評価する必要があります．この補正法として Bazett 補正式（QT 時間/先行する RR 間隔の平方根）がよく使われてきました．Bazett 補正式は高心拍では QT 時間を過剰補正してしまい，QT 延長と過大に評価してしまう例が多くなることが問題です[1,2]．この特徴は高心拍の例が多い小児においては特に問題となります．学校心臓検診でも高心拍の学童は多く，実際に小学生の心拍数は男児が 82±12（拍/分），女児 84±12（拍/分），中学生は男子が 77±12（拍/分），女子 81±13（拍/分）という報告[1]からも理解されます．高心拍での QT 延長の評価に問題があることから，Bazett 補正式を使用している心電図自動解析では，心拍数が 75 拍/分を超える場合に QT 延長の判断を敢えて示さないようにプログラムされている場合も多くあります．したがって，学校心臓検診の現場では，高心拍の例で QT 延長の可能性があるのにもかかわらず，心電図の自動解析結果に QT 延長の診断結果が示されていない場合があることには注意が必要です．また，高心拍例において QT 時間のマニュアル計測を行って評価しても，Bazett 補正式で QT 延長を過大評価する可能性がある点の問題解決にはなりません．

　以上の状況を考慮すると，Bazett 補正式に代わる心拍数に影響されない補正式が必要です．Yoshinaga ら[3]は学校心臓検診の小学校 1 年生および中学校 1 年生の男女それぞれ 3,000 人前後のデータを用いて心拍数に影響されない補正式を計算し，QT 時間を先行する RR 間隔の 0.31 乗で除する補正式が最も心拍数に影響を与えないことを示しました．この補正式はすでに報告されていた Fridericia 補正式（QT 時間/先行する RR 間隔の三乗根）とほぼ同様の補正でした．その後に，Fridericia 補正式が Bazett 補正式と比較して心拍数による影響をはとんど受けないことが確認され[1,2]，現在の学校心臓検診における QT 時間の評価には Fridericia 補正式を用いることが推奨されています．Fridericia 補正式による QT 延長のスクリーニング基準値は年齢や性別で異なり，小学校 1 年生は 0.43 以上，中学校 1 年生と高等学校 1 年生男子は 0.44 以上，高等学校 1 年生女子は 0.45 以上と設定されています．

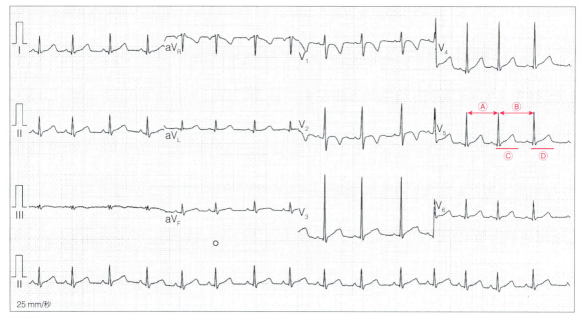

図1 QT延長でスクリーニングされた心臓検診の心電図

小学校1年生男児の心臓検診の心電図．Fridericia補正によるQT時間評価でQT延長と判断された．
Ⓐ，Ⓑ：RR間隔．Ⓒ，Ⓓ：QT時間．

　図1は小学校1年生男児の心拍数92回/分と高心拍を呈する心電図です．心電図自動解析でQT延長疑い{Bazett補正によるQTc(QTcB)＝0.486；Fridericia補正によるQTc(QTcF)＝0.453}でスクリーニングされました．RR間隔に軽度の不整もありますので，自動解析の評価は過大評価の結果となっています．マニュアル計測を行うと，RR間隔はⒶ0.584秒，Ⓑ0.656秒，V_5誘導のQT時間はⒸ0.380秒，Ⓓ0.390秒でした．QT時間の評価としてQTcBを計算するとそれぞれ0.497秒，0.482秒と基準値の0.450秒を大きく超えた結果となります．QTcFを計算するとそれぞれ0.455秒，0.449秒であり，基準値の0.430秒を超える結果でした．本例はQT延長疑いとしてスクリーニングされ，2次検診で運動負荷心電図を含む検査が行われました．2次検診でQT延長と診断され，精査および管理のために専門施設への紹介となりました．

　本例は高心拍でありFridericia補正式を用いることで正しいQT時間の評価を行うことが可能となり，それにより学校心臓検診現場においてスクリーニングを適切に行うことができた1例と考えられます．

📖 文献

1) Hazeki D, et al.：Cut-offs for screening prolonged QT intervals from Fridericia's formula in children and adolescents. Circ J 2010；74：1663-9.
2) Vandenberk B, et al.：Which QT correction formulae to use for QT monitoring? J Am Heart Assoc. 2016；5：e003264.
3) Yoshinaga M, et al.：Exponential correction of QT interval to minimize the effect of the heart rate in children. Jpn Circ J 1993；57：102-8.

〈野村　裕一〉

心肺蘇生手順

市民における一次救命処置アルゴリズムを図1に示します．

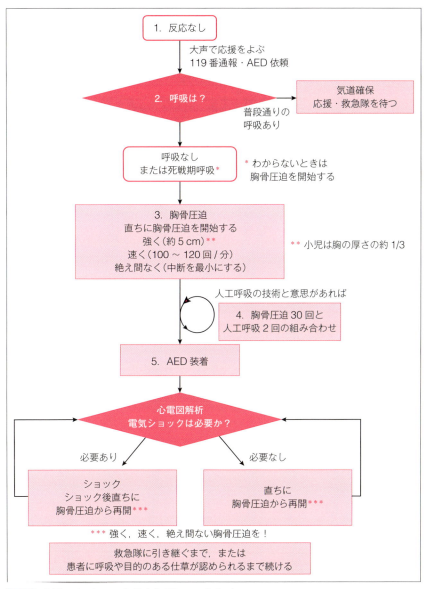

図1 市民における一次救命処置アルゴリズム

（日本蘇生協議会（監）：JRC蘇生ガイドライン2015．医学書院，2016；18より作成）

➕ 反応の確認

目の前で誰かが突然倒れたり，あるいは倒れているところを発見した場合は，自分自身の安全を まず確認した上で，傷病者の肩をやさしく叩きながら大声で呼びかけて反応をみます．目を開けた り目的のある仕草がなければ反応がないと判断して，大声で応援をよび，119番通報と近くにAED があればそれを持ってくるよう依頼します．

なお119番通報をすると，電話を通して行うべきことを指導してくれますので，携帯電話を上手 に利用するとよいでしょう．

➕ 呼吸の観察

胸と腹部の動きをみて，傷病者の呼吸を観察します．胸と腹部が動いていなければ，呼吸が止まっ ていると判断します．

一方，突然の心停止直後には「死戦期呼吸」とよばれる，しゃくりあげるような途切れ途切れの 呼吸がみられることがあります．この死戦期呼吸も心停止とみなしてください．また普段通りの呼 吸かどうかが「わからない」ときも心停止とみなしてください．

➕ 胸骨圧迫

呼吸の観察で心停止と判断したら，直ちに胸骨圧迫を開始します．圧迫の場所は「胸骨」の下半 分ですが，胸の真ん中を目安にします．

胸の真ん中に一方の手のひらの基部を当て，その手の上にもう一方の手を重ねて置きます．重ね た手の指を組むとよいでしょう．両肘をまっすぐに伸ばし，圧迫部位の真上に肩がくるような姿勢 をとります．傷病者の胸が約5cm沈み込むように強く速く圧迫を繰り返します．また小児では両 手または片手で，胸の厚さの約1/3沈み込む程度に圧迫します．

圧迫は1分間に100〜120回のテンポで，可能な限り中断せずに，絶え間なく行います．さらに 圧迫と圧迫の間は，胸が元の高さに戻るように圧迫を十分解除することも大切です．

疲れてくると圧迫が弱くなったり，テンポが遅くなったりするので，交代できる場合は，1〜2 分を目安に交代しましょう．

➕ 胸骨圧迫30回と人工呼吸2回の組み合わせ

人工呼吸の技術を身につけていて，人工呼吸を行う意思がある場合には，胸骨圧迫30回の後に 人工呼吸を2回行い，この組み合わせを繰り返します．ここでは人工呼吸の詳細を省きますが，人 工呼吸のやり方に自信がない場合や，ためらいがある場合には，胸骨圧迫だけを続けてください．

➕ AEDの使用

1. 電源を入れる

AEDが届いたら，まず電源を入れます．ボタンを押して電源を入れるタイプと，ふたを開ける と自動的に電源が入るタイプがあります．電源を入れたら，以降は音声メッセージとランプに従っ て操作します．

2. 電極パッドを貼り付ける

傷病者の胸から衣服を取り除き，2枚の電極パッドをイラストに従ってそれぞれ胸の右上と，胸の左下側の肌に直接貼り付けます．

成人用と小児用の2種類の電極パッドが入っている場合があります．小児用パッドは小学校に上がる前の子ども専用ですが，胸と背部に貼るなどイラストに従います．なければ成人用の電極パッドを使用してください．

小児用モードがある機種は，キーを差し込んだり，レバーを操作したりなどして切り替えて使用してください．これらの機能がなければ成人と同様に使用してください．

3. 心電図の解析

電極パッドが肌にしっかり貼られると，そのことをAEDが自動的に感知して心電図の解析を始めます．

4. 電気ショックと心肺蘇生の再開

電気ショックが必要である場合には，「ショックが必要です」などの音声メッセージとともに自動的に充電を開始しますので，誰も触れていないことを確認します．

充電が完了すると，電気ショックを促す音声メッセージが流れますので，ボタンを押して電気ショックを行います．その後は直ちに胸骨圧迫から心肺蘇生を再開します．

一方，「ショックは不要」との音声メッセージの場合には，すぐに胸骨圧迫から心肺蘇生を再開します．心肺蘇生が不要だという意味ではないので，誤解しないでください．

5. 手順の繰り返しと引き継ぎまでの対応

AEDは2分おきに自動的に心電図解析を始めます．その都度，「体から離れてください」などの音声メッセージが流れますので，指示に従い，以後も同様に救急隊に引き継ぐまで，心肺蘇生とAEDの手順を繰り返してください．

傷病者に普段通りの呼吸が戻って呼びかけに反応したり目的のある仕草が出現したりした場合は，心肺蘇生を一旦終了しますが，再びAEDが必要になることもあります．電極パッドは剥がさず，電源も入れたままにしておいてください．

📖 文献 ••

・日本救急医療財団心肺蘇生法委員会（監）：改訂5版 救急蘇生法の指針2015 市民用・解説編. へるす出版，2016.

（太田 邦雄）

各種ガイドライン，関連学会・団体リスト

➕ 各種ガイドライン

1. 日本循環器学会

①日本循環器学会 / 日本小児循環器学会合同ガイドライン 2016 年版：学校心臓検診のガイドライン.

　　URL：http://www.j-circ.or.jp/guideline/pdf/JCS2016_sumitomo_h.pdf.

2. 日本小児循環器学会

　　日本小児循環器学会ガイドライン　URL：http://jspccs.jp/publication/guideline/.

①器質的心疾患を認めない不整脈の学校生活管理指導ガイドライン（2013 年改訂版）

　　URL：http://jspccs.jp/wp-content/uploads/guideline140319.pdf.

②小児不整脈の診断・治療ガイドライン（2010 年）

　　URL：http://jspccs.jp/wp-content/uploads/guideline_cure.pdf.

③学校心臓検診　二次検診対象者抽出のガイドライン（2006 年改訂）——一次検診の心電図所見から—

　　URL：http://jspccs.jp/wp-content/uploads/20060701.pdf.

④基礎疾患を認めない不整脈の管理基準（2002 年改訂）

　　URL：http://jspccs.jp/wp-content/uploads/20140311.pdf.

⑤学校生活管理指導表（2011 年改訂版）：小学生用 / 中学・高校生用

　　URL：（小学生用）http://jspccs.jp/wp-content/uploads/js-table-H23.pdf，（中学・高校生用）http://jspccs.jp/wp-content/uploads/hs-table-H23.pdf.

3. 小児心電図判定基準

①大国真彦：小児心電図心室肥大判定基準の改訂．日本小児循環器学会雑誌 1986；2：248-9.

　　URL：http://jspccs.jp/wp-content/uploads/j0202_248.pdf.

②大国真彦：小児心電図の判読．心臓 1970；2：11-6.

　　URL：https://www.jstage.jst.go.jp/article/shinzo1969/2/1/2_11/_pdf.

4. 心電図健診判定マニュアル

①日本人間ドック学会　人間ドック画像検査判定ガイドライン作成委員会心電図部門：心電図健診判定マニュアル.

　　URL：http://www.ningen-dock.jp/wp/wp-content/uploads/2013/09/d4bb55fcf01494e251d315b76738ab40.pdf.

表1 関連学会・団体

団体名	所在地	URL
公益財団法人 日本学校保健会	〒 105-0001　東京都港区虎ノ門 2-3-17　虎ノ門 2 丁目タワー 6 階 TEL：03-3501-0968　FAX：03-3592-3898	http://www.hokenkai.or.jp
公益社団法人 日本人間ドック学会	〒 102-0075　東京都千代田区三番町 9-15　ホスピタルプラザビル 1 階 TEL：03-3265-0079　FAX：03-3265-0083	http://www.ningen-dock.jp
特定非営利活動法人 日本小児循環器学会	〒 162-0801　東京都新宿区山吹町 358-5　アカデミーセンター内 TEL：03-5937-6467　FAX：03-3368-2822	http://jspccs.jp
公益社団法人 日本小児科学会	〒 112-0004　東京都文京区後楽 1-1-5　水道橋外堀通ビル 4 階 TEL：03-3818-0091　FAX：03-3816-6036	https://www.jpeds.or.jp
一般社団法人 日本循環器学会	〒 100-0011　東京都千代田区内幸町 1-1-1　帝国ホテルタワー 18 階 TEL：03-5501-0861　FAX：03-5501-9855	http://www.j-circ.or.jp
一般社団法人 日本心臓病学会	〒 113-0033　東京都文京区本郷 4-9-22　本郷フジビル TEL：03-5802-0112　FAX：03-5802-0118	http://www.jcc.gr.jp
公益財団法人 日本心臓財団	〒 163-0704　東京都新宿区西新宿 2-7-1　小田急第一生命ビル 4 階 TEL：03-5324-0810　FAX：03-5324-0822	http://www.jhf.or.jp
一般社団法人 日本 AED 財団	〒 101-0047　東京都千代田区内神田 2-7-13　山手ビル 3 号館 1 階 TEL：03-3253-2111　FAX：03-3253-2119	http://www.aed-zaidan.jp

✚ 関連学会・団体リスト

関連学会・団体リストを**表 1** に示します．

ガイドライン，各団体等の URL は 2018 年 2 月 1 日現在．

医療に関する相談は電話では受け付けていない場合が多いです．

（松裏　裕行）

心疾患治療における主な薬剤一覧

薬剤		適応	禁忌・慎重投与	特徴的な有害反応	コメント
一般名	代表的商品名				
アスピリン	アスピリン	低用量：抗血小板作用による血栓予防（高用量：抗炎症）	消化性潰瘍，出血傾向のある患者，アスピリン喘息，15歳未満の水痘・インフルエンザ患者	出血（特に消化管），喘息発作，Rey症候群	血小板機能を非可逆的に抑制するので作用は1週間〜10日程度持続する．
アテノロール	テノーミン	高血圧，頻脈性不整脈	気管支喘息，房室ブロック，低血圧，うっ血性心不全	徐脈，心不全，気管支攣縮，房室ブロック，末梢血管収縮，倦怠感	β遮断薬．
アミオダロン	アンカロン	心室不整脈，心不全または肥大型心筋症に伴う心房細動	洞不全，房室ブロック	既存の不整脈の重度の悪化，不整脈の誘発，甲状腺機能障害，間質性肺炎，肺線維症，肺胞炎，肺胞出血，肝機能障害，肝炎，角膜色素沈着，日光過敏，皮膚脱色，神経障害，抗利尿ホルモン不適合分泌症候群	副作用発現を抑えるため長期投与は避ける．肝機能，甲状腺機能，間質性肺炎，不整脈の悪化，徐脈，視力の注意深いモニタリングが必要．
エナラプリル	レニベース	心不全，高血圧	腎機能障害，腎血管障害，大動脈縮窄，左室流出路狭窄，左室流入路狭窄，妊婦または妊娠している可能性のある婦人	低血圧，腎機能障害，乾性咳嗽，抗利尿ホルモン不適合分泌症候群，血管浮腫	アンジオテンシン変換酵素阻害薬．
カプトプリル	カプトリル	心不全，高血圧	腎機能障害，腎血管障害，大動脈縮窄，左室流出路狭窄，左室流入路狭窄，妊婦または妊娠している可能性のある婦人	低血圧，腎機能障害，乾性咳嗽，血管浮腫	アンジオテンシン変換酵素阻害薬．
カルベジロール	アーチスト	慢性心不全	気管支喘息，高度の徐脈性不整脈，ショック，妊婦または妊娠している可能性のある婦人	高度な徐脈性不整脈，ショック，心不全，低血圧	β（＋α₁）遮断薬．ストレス時（感染症など）の低血圧・低血糖に注意．
ジゴキシン	ジゴシン	上室不整脈，うっ血性心不全	徐脈性不整脈，閉塞性肥大型心筋症	房室伝導障害による徐脈性不整脈，心室性不整脈，消化器症状	血中濃度の安全域が狭い．
ジソピラミド	リスモダン	期外収縮，発作性上室性頻脈，心房細動	高度房室ブロック，高度洞房ブロック，うっ血性心不全，緑内障	不整脈の誘発，心不全の悪化，低血糖，無顆粒球症，肝機能障害	
ジピリダモール	ジピリダモール「JG」，ペルサンチン	血栓・塞栓の抑制	心不全，大動脈弁狭窄	低血圧，頻脈，気管支攣縮	
シベンゾリン	シベノール	頻脈性不整脈	高度房室ブロック，高度洞房ブロック，うっ血性心不全，緑内障	不整脈の誘発，心不全の悪化，低血糖，無顆粒球症，肝機能障害	肥大型心筋症に使われることもある．
シルデナフィル	レバチオ	肺動脈性肺高血圧	硝酸薬および一酸化窒素（NO）供与薬との併用，アミオダロンとの併用	過度な血圧低下	
スピロノラクトン	アルダクトンA	うっ血性心不全，浮腫，高血圧	急性腎不全，電解質異常，Addison病	電解質異常，女性化乳房	ミネラルコルチコイド受容体拮抗薬．従来利尿薬として使われていたが近年では心保護作用が注目されている．

薬剤		適応	禁忌・慎重投与	特徴的な有害反応	コメント
一般名	代表的商品名				
ソタロール	ソタコール	心房粗動, 上室頻拍, 心室頻拍	気管支喘息, 房室ブロック, 低血圧, 心機能低下, 低カリウム血症, 低マグネシウム血症, QT延長	徐脈, 心不全, 気管支攣縮, 房室ブロック, 不整脈, QT延長, torsades de pointes	QT時間のモニタリングを行う.
ニフェジピン	アダラート	高血圧	心原性ショック, 妊婦または妊娠している可能性のある婦人	紅皮症, 無顆粒球症, 肝機能障害	カルシウム拮抗薬.
ビソプロロール	メインテート	慢性心不全	高度の徐脈性不整脈, ショック, 妊婦または妊娠している可能性のある婦人	高度な徐脈性不整脈, ショック, 心不全, 低血圧	β遮断薬.
ピモベンダン	アカルディ	急性心不全, 慢性心不全	肥大型閉塞性心筋症, 弁狭窄, 重篤な不整脈	不整脈	カルシウム感受性増強薬. ホスホジエステラーゼ阻害作用も有する.
フレカイニド	タンボコール	頻脈性不整脈	うっ血性心不全, 房室ブロック, 妊婦または妊娠している可能性のある婦人	不整脈の誘発, 心機能低下	
プロカインアミド	アミサリン	上室頻拍, 心室頻拍	うっ血性心不全, 低血圧, 気管支喘息	不整脈の誘発, SLE様症状, 無顆粒球症	
フロセミド	ラシックス	高血圧, 心性浮腫（うっ血性心不全）	重篤な電解質異常	電解質異常	利尿薬.
プロプラノロール	インデラル	高血圧, 上室頻拍, 心室頻拍, 右室流出路狭窄による低酸素発作の発症抑制	気管支喘息, 房室ブロック, 低血圧, 心機能低下	徐脈, 心不全, 房室ブロック, 末梢血管収縮, 易疲労感	β遮断薬.
ベラパミル	ワソラン	頻脈性不整脈	うっ血性心不全, 2度以上の房室ブロック・洞房ブロック, 妊婦	徐脈性不整脈, 心不全, 発疹, 歯肉肥厚	
ベラプロストナトリウム	ドルナー, プロサイリン	肺動脈性肺高血圧	出血している患者	出血傾向	
ボセンタン	トラクリア	肺動脈性肺高血圧	中等度～重度の肝障害	重篤な肝機能障害	
リシノプリル	ゼストリル, ロンゲス	心不全, 高血圧	腎機能障害, 腎血管障害, 大動脈縮窄, 左室流出路狭窄, 左室流入路狭窄, 妊婦または妊娠している可能性のある婦人	低血圧, 腎機能障害, 乾性咳嗽, 抗利尿ホルモン不適合分泌症候群, 血管浮腫	アンジオテンシン変換酵素阻害薬.
ロサルタン	ニューロタン	高血圧	腎機能障害, 腎血管障害, 大動脈縮窄, 左室流出路狭窄, 左室流入路狭窄, 妊婦または妊娠している可能性のある婦人	低血圧, 腎機能障害	アンジオテンシン受容体拮抗薬. 慢性心不全に使われることもある.
ワルファリン	ワーファリン	血栓塞栓症の治療および予防	甲状腺機能障害	出血	定期的な効果のモニタリングが必要である. 多くの薬剤や食品と相互作用を示す.

（村上　智明）

索引

和文

い

異常Q波	140
一次救命	153
——処置（BLS）	5
遺伝学的検査	71
遺伝性不整脈	37
院外心停止	72
陰性T波	127

う

植込み型除細動器（ICD）	75, 76, 77
右軸偏位	119
右室肥大	140
右心室	148
右心房	147
運動強度	33
運動時の突然死	46
運動負荷心電図	75

か

拡張型心筋症	79
拡張期雑音	24
家族性洞不全症候群	78
学校	48
——生活管理指導表	14, 33, 46, 63
——保健法	2, 10
カテーテル治療	142
カテコラミン誘発多形性心室頻拍	41, 75

川崎病

川崎病	30
間歇性WPW症候群	41
間歇性完全右脚ブロック	41
完全型房室中隔欠損	120
感染性心内膜炎	46, 50, 93
完全房室ブロック	67
冠動脈起始異常	95
冠動脈病変	96
管理基準	84
管理指導区分	27, 28, 33, 53, 83, 92

き

偽性心室頻拍	73
急性心筋炎	82
救命措置	6
虚血性心疾患	96
記録感度	17

け

経過観察者	14, 15
劇症型心筋症	82
血圧測定	103
検診情報管理カード	48

こ

抗凝固薬	96
抗血小板薬	96
拘束型心筋症	80

後天性心疾患 ‥‥‥‥‥‥‥ 30	心筋緻密化障害 ‥‥‥‥‥‥ 80
高等学校 ‥‥‥‥‥‥‥‥‥ 38	心原性心停止 ‥‥‥‥‥‥‥ 59
高度房室ブロック ‥‥‥‥‥ 67	心雑音 ‥‥‥‥‥‥‥‥‥‥ 140
姑息手術 ‥‥‥‥‥‥‥‥‥ 94	心室期外収縮 ‥‥‥‥‥‥‥ 69
個別検診 ‥‥‥‥‥‥‥‥‥ 29	心室肥大 ‥‥‥‥‥‥‥‥‥ 123
	心室負荷 ‥‥‥‥‥‥‥‥‥ 116
	心室副収縮 ‥‥‥‥‥‥‥‥ 69

さ

再読影（オーバーリード）‥‥ 18	心臓位置異常 ‥‥‥‥‥‥‥ 117
左軸偏位 ‥‥‥‥‥‥‥‥‥ 119	心臓カテーテル検査 ‥‥‥‥ 142
左心室 ‥‥‥‥‥‥‥‥‥‥ 149	心臓検診調査票 ‥ 10, 12, 13, 22
左心房 ‥‥‥‥‥‥‥‥‥‥ 147	心臓震盪 ‥‥‥‥‥‥‥‥‥ 61
左側胸部誘導の高電位差 ‥‥ 105	心電図 ‥‥‥‥‥‥‥‥‥‥ 63
暫定生活管理指導区分 ‥‥‥ 31	──異常 ‥‥‥‥‥‥‥‥ 106
	──検査 ‥‥‥‥ 12, 13, 22
	──所見の判定 ‥‥‥‥‥ 18

し

	──フィルター ‥‥‥‥‥ 17
刺激伝導系 ‥‥‥‥‥ 123, 149	心内修復術 ‥‥‥‥‥‥‥‥ 94
死戦期呼吸 ‥‥‥‥‥‥‥‥ 58	心肺蘇生 ‥‥‥‥‥‥‥‥‥ 155
失神 ‥‥‥‥‥‥‥‥‥ 75, 78	心不全 ‥‥‥‥‥‥‥‥‥‥ 92
自転車エルゴメータ負荷試験 ‥ 138	心房中隔欠損 ‥‥‥ 85, 90, 139
自動体外式除細動器（AED）‥ 5, 58	
収縮期雑音 ‥‥‥‥‥‥‥‥ 24	
重症不整脈 ‥‥‥‥‥‥‥‥ 25	

す

集団的 2 次検診 ‥‥‥‥‥‥ 29	スポーツ心臓 ‥‥‥‥‥ 105, 113
主治医 ‥‥‥‥‥‥‥‥‥‥ 14	スポーツ中の突然死 ‥‥‥‥ 106
術後 ‥‥‥‥‥‥‥‥‥‥‥ 92	

せ

上室期外収縮 ‥‥‥‥‥‥‥ 68	性別 ‥‥‥‥‥‥‥‥‥‥‥ 110
小児心電図心室肥大判定基準 ‥ 113	先天性心疾患 ‥‥‥‥‥‥ 30, 92
省略 4 誘導心電図 ‥‥‥ 10, 16	

そ

除細動 ‥‥‥‥‥‥‥‥‥‥ 58	装着部位 ‥‥‥‥‥‥‥‥‥ 17
心音 ‥‥‥‥‥‥‥‥‥‥‥ 140	僧帽弁逸脱 ‥‥‥‥‥‥‥‥ 90
──図検査 ‥‥‥‥‥ 16, 24	僧帽弁閉鎖不全 ‥‥‥‥‥‥ 90
心胸郭比 ‥‥‥‥‥‥‥‥‥ 134	速度 ‥‥‥‥‥‥‥‥‥‥‥ 17
心筋症 ‥‥‥‥‥‥‥ 6, 25, 140	
心筋障害 ‥‥‥‥‥‥‥‥‥ 116	

蘇生対策 ・・・・・・・・・・・・・・・・・ 48

た

大動脈弁閉鎖不全 ・・・・・・・・・・・ 90
多形性心室期外収縮 ・・・・・・・・・ 69
多形性心室頻拍 ・・・・・・・・・・・・・ 70

ち

チアノーゼ性先天性心疾患 ・・・・・ 88
中学校 ・・・・・・・・・・・・・・・・・・・ 38
抽出基準 ・・・・・・・・・・・・・・・・・ 83
聴診 ・・・・・・・・・・・・・・・・・・・ 130

て

デバイス関連合併症 ・・・・・・・・・ 76
伝導障害 ・・・・・・・・・・・・・・・・ 123

と

等尺運動 ・・・・・・・・・・・・・・・・・ 53
洞徐脈 ・・・・・・・・・・・・・・・・・・・ 78
等張運動 ・・・・・・・・・・・・・・・・・ 53
洞不全症候群 ・・・・・・・・・・・・・・ 66
突然死 ・・・・・・・・・・・・・・・・ 6, 93
トレッドミル負荷試験 ・・・・・・・ 137

に・ね

二次性高血圧 ・・・・・・・・・・・・・ 103
乳児突然死症候群 ・・・・・・・・・・・ 72
年齢 ・・・・・・・・・・・・・・・・・・・ 110

は・ひ

肺血管陰影 ・・・・・・・・・・・・・・・ 133

肺高血圧 ・・・・・・・・・・・ 25, 92, 140
肺動脈性肺高血圧 ・・・・・・・・ 100, 101
　　――，遺伝性 ・・・・・・・・ 100, 101
　　――，特発性 ・・・・・・・・ 100, 101
肥大型心筋症 ・・・・・・・・・・・・・・ 79
左右短絡 ・・・・・・・・・・・・・・・・・ 85

ふ・へ

不整脈 ・・・・・・・・・・・・・・・・・・・ 92
　　――源性右室心筋症 ・・・・・・・ 81
不適切ショック ・・・・・・・・・・・・・ 76
ペースメーカ ・・・・・・・・・・ 78, 128

ほ

房室副伝導路 ・・・・・・・・・・・・・・ 73
房室ブロック ・・・・・・・・・ 20, 67, 128

ま・み・も

マスター2段階負荷 ・・・・・・・・・ 136
慢性心筋炎 ・・・・・・・・・・・・・・・ 83
右左短絡 ・・・・・・・・・・・・・・・・・ 88
問診票 ・・・・・・・・・・・・・・・・・・・ 63

よ・れ

要精密検査 ・・・・・・・・・・・・・ 27, 28
予防投薬 ・・・・・・・・・・・・・・・・・ 50
連続性雑音 ・・・・・・・・・・・・・・・ 24

数字・欧文

1 次検診 ···········12, 13

1 度房室ブロック ··········128

2 次検診 ···········27, 28

12 誘導心電図 ··········10, 16

Andersen-Tawil 症候群 ·········77

Bazett 補正式 ··········151

Brugada 症候群 ·········75

coved 型 ST 上昇 ·········76

Fontan 術後 ·········94

Fridericia 補正 ·········37

　　――式 ·········151

Mobitz II 型房室ブロック ·········67

P 波 ··········110

P 波形 ··········110, 111

PQ 時間 ··········111

QRS 波 ··········110

QRS 波形 ··········110, 111

QT 延長 ··········20

QT 延長症候群 ··········6, 42

QT 時間 ··········111

QT 短縮症候群 ·········76

QU 時間 ·········77

SPERRI（shortest pre-excited RR interval）····73

ST 上昇 ··········125

ST 低下 ··········125

ST-T 波形 ··········111

training vagotony ··········106

type 1（coved 型）·········76

type 1 心電図 ·········76

WPW（Wolff-Parkinson-White）症候群

············20, 73, 124

δ 波 ··········141

- **JCOPY** 〈(社)出版者著作権管理機構 委託出版物〉
  本書の無断複写は著作権法上での例外を除き禁じられています.
  複写される場合は,そのつど事前に,(社)出版者著作権管理機構
  (電話 03-5244-5088,FAX03-5244-5089,e-mail:info@jcopy.or.jp)
  の許諾を得てください.
- 本書を無断で複製(複写・スキャン・デジタルデータ化を含みます)
  する行為は,著作権法上での限られた例外(「私的使用のための複
  製」など)を除き禁じられています.大学・病院・企業などにお
  いて内部的に業務上使用する目的で上記行為を行うことも,私的
  使用には該当せず違法です.また,私的使用のためであっても,
  代行業者等の第三者に依頼して上記行為を行うことは違法です.

学校心臓検診実践マニュアルQ&A

突然死の可能性のある疾患の早期発見のために

ISBN978-4-7878-2336-6

2018 年 7 月 20 日　初版第 1 刷発行
2019 年 9 月 10 日　初版第 2 刷発行

編　　　集	特定非営利活動法人 日本小児循環器学会
発 行 者	藤実彰一
発 行 所	株式会社　診断と治療社
	〒 100-0014　東京都千代田区永田町 2-14-2　山王グランドビル 4 階
	TEL:03-3580-2750(編集)　03-3580-2770(営業)
	FAX:03-3580-2776
	E-mail:hen@shindan.co.jp(編集)
	eigyobu@shindan.co.jp(営業)
	URL:http://www.shindan.co.jp/
表紙デザイン	株式会社サンポスト　長谷川真由美
本文イラスト	フェニックス　松永えりか
	イオジン　小牧良次
印刷・製本	株式会社　加藤文明社

© 特定非営利活動法人 日本小児循環器学会, 2018. Printed in Japan.　　　[検印省略]
乱丁・落丁の場合はお取り替えいたします.